北京针灸名家丛书

大医精诚

杨甲三

主　　编　刘清国　侯中伟　王朝阳

编　　委　（按姓氏笔画排序）

冯丽颖　刘　炜　李　涛

张　月　张　毅　陈　中

陈思思　段嵩峰　姜文睿

黄玉海　滕　玥　魏江易

主　　审　王　凡

中国中医药出版社

·北京·

图书在版编目（CIP）数据

大医精诚——杨甲三／刘清国，侯中伟，王朝阳主编. —北京：中国中医药出版社，2013.1（2024.9 重印）
（北京针灸名家丛书）
ISBN 978 - 7 - 5132 - 1197 - 0

Ⅰ.①大… Ⅱ.①刘… ②侯… ③王… Ⅲ.①针灸疗法—临床应用—经验—中国—现代 Ⅳ.①R246

中国版本图书馆 CIP 数据核字（2012）第 244491 号

中国中医药出版社出版

北京经济技术开发区科创十三街 31 号院二区 8 号楼
邮政编码 100176
传真 010-64405721
河北品睿印刷有限公司印刷
各地新华书店经销

开本 880×1230 1/32 印张 7.25 彩插 0.25 字数 185 千字
2013 年 1 月第 1 版 2024 年 9 月第 6 次印刷
书号 ISBN 978 - 7 - 5132 - 1197 - 0

定价 35.00 元
网址 www.cptcm.com

服 务 热 线 010-64405510
购 书 热 线 010-89535836
维 权 打 假 010-64405753

微信服务号 **zgzyycbs**
微商城网址 **https://kdt.im/LIdUGr**
官方微博 **http://e.weibo.com/cptcm**
天猫旗舰店网址 **https://zgzyycbs.tmall.com**

如有印装质量问题请与本社出版部联系（010-64405510）
版权专有 侵权必究

内容简介

　　杨甲三教授为著名的针灸理论家、教育家和临床大师，北京中医药大学针灸学学科奠基人。本书重点介绍他一生致力于研究和发展针灸学术的经历，对其独特的学术思想体系和临床经验进行总结，旨在展现人物风采，彰显学术水平，探求针灸学径，启迪临床思路。

　　全书共分五章：第一章医家小传，介绍杨甲三教授的成长经历和生平事迹。第二章谈针论道，重点介绍其学术思想，包括针道撷英、进针要诀、取穴心法和腧穴研究四部分，详尽展示了杨教授在针灸理论、针刺手法、取穴经验方面的学术水平和见地。第三章专病针治，详细阐述了杨教授对 19 种临床常见疾病的辨证论治心得，对临床颇有启发。第四章大医小事，是对其高尚的医德、严谨的治学态度、宽严相济的教学方法以及对家人、朋友、学生的亲情友情的回忆，展现了针坛大家的生活剪影与风采，呈现给广大读者一位形象丰满、有血有肉的针灸大家。第五章薪火传承，归纳梳理杨教授部分弟子对其学术思想和临床经验的总结。书后附以年谱，以大事记的形式连接了杨教授的整个生活轨迹。

　　本书具有较高的学术价值和收藏价值，是针灸临床和教学工作者的重要参考书籍。

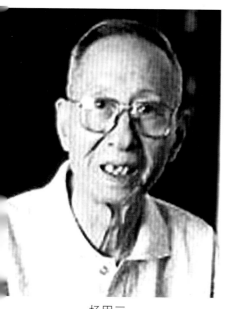

杨甲三

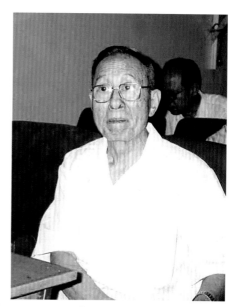

杨甲三工作照

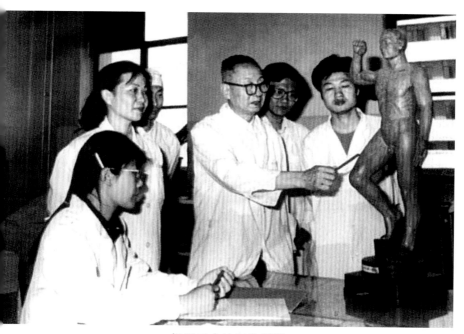

杨甲三在给学生授课

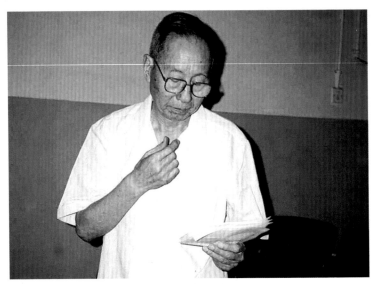

杨甲三在审阅稿件

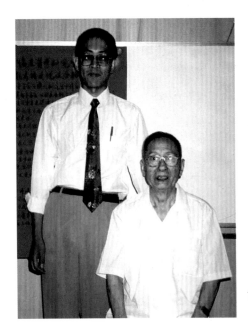

1996年5月刘清国在博士
论文答辩后与老师留影

前　言

　　针灸疗法作为祖国传统医学中重要的组成部分，有着数千年的历史，针灸疗法理论与技术的形成和发展离不开一代又一代的针灸人。黄帝与岐伯等的君臣问对，成就了以《灵枢》为代表的针灸理论体系；扁鹊著《难经》，阐发针灸经旨，丰富了针灸理论；皇甫谧删浮除复，论精聚义，撰成《甲乙经》，使针灸疗法自成体系；其后历朝历代，贤人辈出，涪翁、郭玉、葛洪、杨上善、孙思邈、窦默、徐凤、杨继洲、高武、李学川，直至民国的承淡安、黄石屏等，如璀璨群星，闪耀在针灸历史的天空。正是这些精英的薪火传承，才成就了针灸的繁盛大业。

　　北京有着 800 年的历史，特殊的历史地位和厚重的文化积淀，造就了众多针灸名家。王乐亭、胡荫培、牛泽华、高凤桐、叶心清、杨甲三、程莘农、贺普仁……这些德高望重的针灸前辈，成为了北京近现代针灸学术的代表人物，他们的学术思想和精湛技艺推动了北京地区针灸学术的发展，在北京地区针灸史上留下了浓墨重彩的一笔。他们的道德情操、学术思想和临床技艺是针灸界的宝贵财富，应当深入挖掘整理并发扬光大。

　　北京针灸名家学术经验继承工作委员会是在北京针灸学会领导下的一个学术研究组织，她的主要任务，就是发掘和整理北京地区针灸名家的学术思想和临床技艺，凡在北京地区针灸界有一定影响力的、德高望重的、有独特学术思想和临床技艺的针灸专家，都是我们工作的对象。我们本着客观、求实、慎重、细致的原则，力求全面展示针灸名家们的风采，展示他们的学术价值和影响力，为推动北京地区针灸学术的发展，为针灸疗法促进人民健康，提高生活质量作出自己的贡献。

这套丛书对于我们来说是工作成果的体现，对广大读者来说是走进针灸名家，向他们学习的有利工具。通过它，可以了解这些针灸名家的追求与情怀，可以感受到他们的喜怒哀乐，可以分享他们的临床所得，使自己得到受用无穷的精神食粮。这就是我们编辑这套丛书的目的。

北京针灸名家学术经验继承工作委员会
《北京针灸名家丛书》编辑委员会
2012 年 8 月

编写说明

一代针灸耆宿杨甲三教授离开我们已经十年了，每当翻动杨甲三教授的书籍，字里行间好像都会走出一位面容慈祥、目光深邃的长者。他或是在拈指搭脉，或辨经揣穴，或运气毫端，或萦首沉思。作为北京中医药大学针灸学学科的奠基人，杨甲三教授不只留给我们高超而精湛的医术，更留给我们大医精诚的风范。我们需要思索的不只是怎样学好针灸技术，更重要的是学习如何做人，做中医人，做一名合格而出色的针灸医生。

这本书的出版源于北京针灸学会针灸名家学术经验继承工作委员会的大力推动，王凡主任委员对本书给予很多直接指导，提出了宝贵的意见。北京中医药大学针灸推拿学院以及特色疗法重点研究室还倾力支持本书出版。在本书编纂过程中，有关专家提供了大量宝贵而鲜活的一手材料，让这本书更具可读性，使得杨甲三教授在我们面前更加丰满，更加生动，同时也使得广大读者能更全面地了解杨甲三教授的治学、育人以及

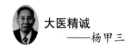

大医精诚
——杨甲三

生活，让我们再次领略名师大家的风采，享受针灸前辈的法雨滋润。

高山仰止，杨甲三教授已经成为我国近代针灸学术的代表人物，然而针灸国粹的传承更需后学的不懈努力。希望广大读者能够深入探究，为传承中华国粹而不懈努力！

编者

2012 年 8 月

目 录

第一章
医家小传

　　杨甲三教授，生前为北京中医药大学终身教授，博士研究生导师，北京中医药大学针灸推拿学院（原北京中医学院针灸推拿系）首任系主任，兼任北京中医药大学学术委员会委员、学位评定委员会副主任，中国针灸学会常务理事、荣誉理事，中国中医药学会理事，国家科委医学专业组成员，卫生部医学科学委员会委员，全国高等医药院校针灸教材编审委员会委员、腧穴组组长，中国国际针灸考试中心委员会副主任委员，中日友好医院专家委员会委员，香港中国针灸协会顾问等职。历任第三届全国人大代表，第五、六、七届全国政协委员，第五届全国政协会议主席团成员。

杨甲三（1919—2001年），1919年1月2日出生于江苏省武进县。自幼耽嗜医学，13岁时因慕吴中名医吴秉森之名，遂执师徒之大礼，受业于吴氏门下。三年师满，旋又师从针灸大家承淡安先生，专修中医针灸，于1936年毕业于无锡针灸传习班。其后，即于武进县悬壶济世，复受岳翁华庆云先生亲传，悉承衣钵。60多年来精勤不辍，殚精竭虑，探微索奥，尊求古训，博览群书，致力发展针灸学术，创"三边""三间"取穴法、毫针单手压式进针法，深得穴理，精于临床，积累了丰富的实践经验，形成了独特的学术思想体系。根植临床，勤奋耕耘60多年，至80岁高龄仍亲力亲为，以精湛的医术赢得了广泛的赞誉。

一、少年立志，拜师从医

杨甲三教授自幼耽嗜医学，立志从医，为民解痛，造福乡里。13岁时，拜吴中杏坛宿学吴秉森为师，自此每日栖宿师宅，潜心医道，开始了他的医学生涯。随师初期，从基础开始，系统学习了《黄帝内经》《注解伤寒论》《金匮要略心典》《神农本草经》《难经集注》等中医学经典著作，以及《濒湖脉学》《药性赋》《医学三字经》等中医基础书籍。吴秉森乃当地名医，治学严谨，对学生要求甚严。杨甲三每日除按老师布置的作业完成日常学习内容外，还必须背诵中医经典原文。为此他经常秉烛夜读，夜以继日，不敢懈怠。杨甲三天资甚高，又刻苦勤奋，深得吴师的器重，每每另加指点，他也因此打下了坚实的基础，以至于在此后的临床中，经方经典，信手拈来，运用自如。有了一定的基础后，即随师临诊，并学习临床课程。这一期间，系统学习了内、外、妇、儿各科，涉及《外台秘要》《千金要方》《医宗金鉴》以及金元明清诸家，逐步掌握了诊治疾病的基本方法与技巧。在随师临诊的过程中，细心揣摩，精于思考，将所学理论联

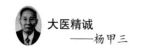
系临床，渐得个中奥妙。杨甲三白日随师临诊，入夜秉烛苦读，往来寒暑，转眼三年师满，医业初成。在学习的过程中，杨甲三深感中医医理深奥，博大精深，非短时可穷究，因此三年师满后，旋又进入无锡针灸传习班，从师针灸大家承淡安先生，专修中医针灸。

承淡安先生为近代著名的针灸临床家和教育家，曾游学日本，思想开放，对中医针灸学的发展有新的思考，开始接受并运用近代科学思想。他在教学过程中，不但重视传统中医思想，而且注重近代科学思想的影响；不但开设了传统针灸课程，而且开设了解剖、生理等西医课程，常常教育学生应当以科学的眼光看待中医针灸，研究针灸。杨甲三于1936年毕业于无锡针灸传习班。虽然拜承淡安先生为师只有短短的一年，但他系统学习了针灸基础理论，从经典入手，涉猎经络、腧穴、针灸手法、针灸临证诊治等，坚定了学习、研究针灸的信念，收获甚大，思路得到了极大的拓展，这为以后从业打下了更加坚实的基础。特别是承淡安先生的学术思想对杨甲三影响很大，在他以后的临床实践中，虽然以传统中医理论和方法为主，但并不排斥现代医学以及其他现代科学思维与方法，并因此取得了很大的成就。自无锡针灸传习班毕业后，杨甲三即回到故里，在武进县等地悬壶济世，此时他年仅17岁。虽然青春年少，但他以精湛的医术为很多疑难病患者解除了病痛，很快赢得了病人的信任。在此期间，常州名中医华庆云先生（尤擅内、妇科）渐闻杨甲三的名声，感其为人敦厚，聪颖勤奋，遂纳为婿，亲传衣钵，教泽殊深。就这样，杨甲三经过4年系统的中医针灸学习，加之其岳翁的指点教诲，医术日精，声名鹊起。

二、悬壶济世，仁术活人

1936年，学成出师的杨甲三开始独立行医。他曾经给学生们提起，在他们那个时代，学医出师时，老师会送给学生两件礼物，一件是马灯，一件是雨伞。这两件礼物寓意深刻，即要求学生不论白天黑夜，不管刮风下雨，只要病人需要，就要以自己的所学为其服务，解除患者病痛。杨甲三铭记老师的教诲，并以此时刻激励自己。由于他功底深厚，待人诚恳，又得名师真传，开业不久即患者盈门，疗效甚佳，将一个个患者从病痛中解救出来。杨甲三善于针药并用，其方皆有出处，配伍精当，疗效独特，其针术穴理清晰，配穴精妙，针法纯熟，加之收费低廉，颇受百姓欢迎。但是少年杨甲三并没有沾沾自喜，满足于良好的开端与病人的赞誉，而是遵循老师的教诲，白日临诊，治疗病人，到了夜晚，即将日间所诊病案反复揣摩，查阅古籍，校对方药，思忖取穴用针之法，每日不辍，一丝不苟。特别是对初次遇到的疑难病例，他更是放心不下，每致彻夜难安，直到病人有了转机，才觉安心。杨甲三也曾教导学生们：病人将他们的性命交给我们，我们必须尽最大的努力去解除他们的病痛，前提是我们必须用心。他是这样说的，也是这样做的，直至80岁高龄，仍然保持着这样的信念，用他的一生实践着自己的诺言。"江南多名医"，在当时的环境下，以17岁少年之身而能够立足于世，已经相当不容易了，但是杨甲三凭着自己深厚的功力与不懈的努力，很快脱颖而出。

20世纪50年代，因其出色的医术与仁厚的德行，杨甲三被抽调到南京中医学院（南京中医药大学前身）从事针灸教学工作，并积极响应政府的号召，到江苏省各市、县开展针灸巡回医疗与针灸普及工作。每到一地，不论条件多么艰苦，他都始终以饱满的热情为病人诊治，白天看病，晚间讲课，为培养初级针灸医生呕心沥血，赢得了广泛的赞誉。因其工作认真，成绩突出，于1957年调入北京中医学院（现为北京中医药大学）担任针灸教研室主任和附属东直门医院针灸科主任，从事针灸基础及临床

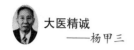

教学工作。1982年，北京中医学院针灸推拿系正式成立，他即担任第一任系主任，为北京中医学院针灸学科的建立，作出了巨大贡献。虽然身上的担子重了，任务多了，但是他一心为民的心没有变，始终心系病人，始终坚持在临床第一线。有时刚开完会，或刚从国外回来，就马上回到医院，回到诊治病人的第一线，直到生命的终点。

杨甲三一生以孙思邈"大医精诚"的为医之道为准则。在杨甲三的病人中，有刘少奇、陈毅、彭真等一些国家高级领导人，也有军队的高级将领，还有苏加诺等外国首脑，但更多的是普通百姓。虽然患者的身份地位不同，但他从不以病人的外貌、地位、金钱作取舍，而是一视同仁，宅心仁厚，善解病者病痛，活人无算。从17岁正式独立悬壶行医开始，六十五载风雨寒暑，杨甲三始终如一地实践着他仁术活人，振兴中医针灸事业的伟大夙愿。

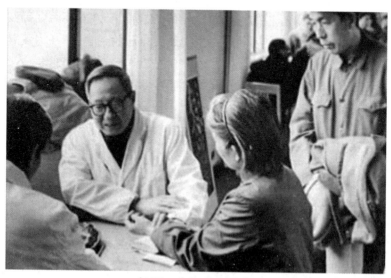

杨甲三在为患者诊病

三、严谨治学，经典铸基

杨甲三行医、执教六十五载，学验俱丰，积累了许多宝贵的治学经验。他的治学经验归纳起来，主要有以下几个方面：

（一）根植《内》《难》，经典为先

杨甲三十分重视基础理论知识的掌握，认为一名合格的医生，必须具备扎实的理论基础，必须探明医理之奥妙，必须深究医理之根源。只有这样，方能以理论指导临床实践，要知其然，更知其所以然，也只有这样，才能成为"良医""上工"。若仅以方药、针术的技巧或临床经验，虽可取效，但终是"无源之水，无本之木"。他认为，中医针灸的源泉在于《内经》《难经》，虽然后世有了极大的发挥，但医理之存，首在《内经》《难经》。尤其是针灸理论，包括经络、腧穴、针灸方法、配穴处方、临床应用，《内经》皆有精辟的论述，古人也因此称《灵枢》为《针经》，足见其重要。杨甲三精研《内》《难》，造诣颇深，临床圆机活法，每每信手拈来。他提出学习《内经》《难经》分三个阶段（或三个步骤）：第一阶段，熟读原文，背诵重要段落。在这一阶段，要以原文为主，通读全篇，而非节选或释文，以了解掌握他们的全貌，避免断章取义，对于初学者尤为重要。第二阶段，条分缕析，详细分析经文的精神实质，将相类的内容归纳整理，形成较完整的体系，如经脉体系、络脉体系、奇经体系、腧穴体系、针灸方法体系、腧穴配方体系、临床治疗体系等。在此阶段可参考后世医家的注释与发挥，更深地领会原文的精髓。第三阶段，将理论应用于实践，指导中医针灸临床。在这一阶段，需要反复进行理论—临床—再理论—再临床的过程。经过这三个阶段的学习与应用，才能真正

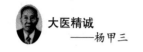
消化吸收，将《内经》《难经》之医理及方法变成自己的学问，成为日常临床工作的指导。杨甲三强调"针灸之理在《内》《难》，针灸之法在明清"，也就是说，在针灸的整个发展过程中，《内经》《难经》奠定了重要的理论基础，而明清时期的医家创制了许多有价值的针灸实用技术。学习的过程应有先后，不可存法废理或重法轻理。他同时强调，学习《内经》《难经》是一名医生终生的过程，因为在不同的实践阶段，其知识结构、学习与理解能力、理论与实践结合的能力以及个人的需求等都有所不同，所谓"温故而知新"，就是这个意思。

（二）理论实践，密切结合

杨甲三非常注重实践。他认为，研究任何一门学问，都必须理论联系实际，研究中医针灸也不例外。中医针灸理论源于实践，又指导实践。临床实践检验着中医针灸理论，使其进一步完善。钻研理论与反复实践是治学上辩证依存的两个方面，二者缺一不可。针对针灸教学中教材与实际脱离、理论与实践脱离以及容易偏重理论的现象，他多次指出：中医针灸本为一体，理论与实践不可分离。如果没有临床经验支撑，经络就会变成空虚的"线"，腧穴就会变成机械的"点"，丢掉了临床就失去了根本。但也不能因工作紧张，只顾看病扎针而忽视理论的学习与提高。他也曾多次指出：提高理论水平是一名合格医生必须重视的。在他诸多成功的案例中，无不体现着理论与实践密切结合的奇思妙想，体现着理论与实践融为一体的治学思想。直到80岁高龄，他依然保持着白天临诊夜间读书的良好习惯。他多次教导学生，中医针灸博大精深，非短时可以参透，要不断学习，终生学习，这就是中医针灸的职业特点。此话出自一位成名老人之口，除了体会到他虚怀若谷、谦虚谨慎的感人精神之外，更感觉到了一种震撼。

（三）博采众长，融会贯通

在中医针灸发展的历史长河中，由于受历史条件和认识水平的限制，形成了各种不同的学术流派。每个学术流派及各流派中的每一位医家都有自己的学术风格和临证特点。杨甲三认为，这些各具特色的学术观点和临床经验，既是对自身生理功能和病理变化不断认识的概括，也是人类防治疾病的经验总结；既是前人智慧的结晶，又是对中医针灸学的丰富和发展。认真阅读他们的学术著作，研究其学术思想和独特的临床经验，汲取各家之长，既是不断完善自己的学术思想、提高临床诊疗水平的捷径，又是搞好学术研究的前提和基础。在数十年的学术研究生涯中，他始终摒弃门户之见，恪守博采众长的原则，除特别重视《内经》《难经》等经典著作外，还十分重视研读历代医家的著作，伤寒、温病、本草、方脉、内、外、妇、儿、医论、医案，无不涉猎。功夫不负有心人，正是由于博采众家之长，融会贯通，才使得他的学术水平不断提高，得心应手于中医针灸临床、教学与研究。他曾教导学生：针灸医生应当是最高级的医生，因为他不但要精通针灸，还要明确中西医各科诊断与常规治疗。因此就要求针灸医生必须广泛涉猎中西医各门知识，就必须打好宽厚的基础，否则只能是个"针匠"，只能一条腿走路，不但临床效果难以提高，教学、科研也缺乏基础，也搞不好。

在他主编的《杨甲三取穴经验》《腧穴学》《针灸学（教参）》等著作中，不但内容丰富，引典准确，而且论述精深，语言简练。他临证治疗，既宗《内》《难》之旨，又及历代诸家，辨证准确，立法明晰，方药针灸，灵活多变，与先贤所论无不契合。临床遇一病人，年仅 19 岁，因疲劳、饮酒致头痛剧烈，杨甲三初诊后嘱其立即做 CT 检查，示局灶性脑梗。杨甲三用《千金要方》"续命汤"及针灸治之，一周而愈。学生大为不解。杨

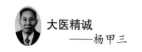

甲三引《内经》《金匮》之论，认为该患者因卫外不固，风邪入

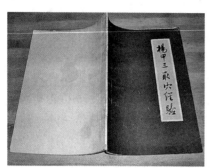
《杨甲三取穴经验》

中，阻痹脑络所致，故应首先祛风通络。此为外风所致，《千金要方》续命契合，因而有效。中风（脑血管意外）后世认为内风为主，但外风所致者也间而有之，不可偏废。我们从中可以领略他古今中西融会贯通、临证灵活博采众长的独特风格。

（四）习古不泥，力求创新

杨甲三在继承前人宝贵的学术思想和临床经验的同时，也没有忽视发展与创新。他既重视继承前人的丰富理论与经验，又注重研究吸收现代医学知识，尤其重视引用现代科学方法与手段，对传统中医针灸进行整理、研究和提高。他在无锡针灸传习班时就已经学习了解剖、生理、病理等近现代西医知识，之后更注意不断学习、借鉴现代医学的新知识、新方法。临床上，他诊病问疾，不但按中医四诊八纲进行论治，还总是详细了解病人的现代医学检查诊断结果，以帮助认识疾病与变化，并大胆结合西医的治疗手段及药物以提高疗效。他对针灸、中医药的研究与应用也始终贯穿着这一思想。20世纪50年代及60年代初由人民卫生出版社出版的《腧穴挂图》《经络挂图》《针灸临床取穴图解》等专著中，就已经大量吸收了现代解剖学的知识。70年代著成的《杨甲三取穴经验》，更是在前人的基础上大胆运用现代解剖学知识，创立"三边""三间"取穴法。《标幽赋》云："大抵取穴之法，必有分寸，先审自意，次观分肉。"《流注指微赋》也说："孔窍详于筋骨肉分。"《行针总要歌》说："有筋有骨傍针去，无骨无筋须透之。"从这些古代歌诀的记述中可见，古人注重筋骨肉，且于筋骨旁、肉分处取穴的理论与方法为历代医家所提倡。杨甲三认为"筋、骨、肉"不仅是人体解剖的物质基础，也是人体明显的标志。熟悉这些体表标志，根据"三边""三间"（骨边、筋边、肉边，骨间、筋间、肉间为取穴标志）的规律，结合纵向骨度分寸，就可准确地取穴定位。这充分显示了杨甲三不囿于门户之见，博采众家之长，锐意求新的治学思想。正因为此法既继承了古人的经验，符合中医针灸的基本理论与原则，又发挥了西医解剖直观明了的特点，故形成了广泛的影响，不但至今仍有效地应用于临床、教学当中，而且在海外也引起了广泛关注，被翻译成日文、英文、意大利文、西班牙文等广为传播。

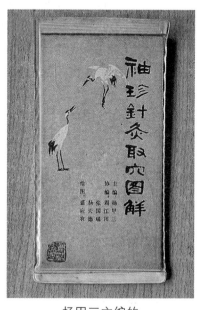

杨甲三主编的
《袖珍针灸取穴图解》

四、教书育人，桃李芬芳

杨甲三教授在潜心学问的同时，特别注重人才培养，倾注了大量心血。1957年奉调进京参加北京中医学院的组建并担任针灸基础及临床教学工作。在本科班教学之外，他还参加了1958年卫生部外事局举办的"苏联针灸班"和1960—1961年卫生部主办的"东欧针灸班"的教学工作，同时在协和医院承担东欧留学生的临床教学工作。20世纪60年代，他多次参加朝鲜、越南针

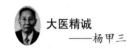

灸进修班的教学工作，深受好评。70年代后期，中医针灸向西方开放，他一直担任外国留学生、进修生的基础及临床教学工作。1978年晋升为正教授，80年代开始在国内招收培养硕士研究生，1987年开始培养针灸专业博士研究生。1982年参加北京中医学院针灸系的组建工作并担任第一任系主任。在北京中医学院针灸教研室、针灸系、附院针灸科的组建过程中呕心沥血，为临床和教学工作先后编写出版了《腧穴挂图》《经络挂图》《针灸临床取穴图解》《杨甲三取穴经验》《腧穴学》高校教材以及《针灸腧穴学》《针灸学（教参）》等一大批高质量教学用书，摄制完成了教学影片《针灸取穴法》，在国内外中医针灸教育领域产生了广泛的影响。杨甲三培养的大批国内外针灸专门人才，在各地发挥着重要的作用。他的外籍研究生曾担任世界针灸学会联合会副主席，执行委员会委员，新加坡中医学院院长、副院长等。他培养的硕士、博士毕业后均已成为各自单位的学术骨干，并担任了不同的行政职务。他们正在国内外为弘扬中医针灸文化、发展针灸事业做着不懈的努力。

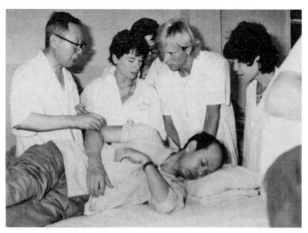

杨甲三在指导外国留学生

五、平实无华，高风亮节

杨甲三不仅培养了大批的中医针灸人才，发表和出版了大量针灸科研论文及书籍，而且在为国内外重要人士进行医疗保健工作中取得了很大的成就。1962年至1963年，他先后5次赴印度尼西亚参加医疗保健工作，期间曾用针灸、中药为当时的印尼总统苏加诺治愈顽疾，同时为当地的政府官员及华侨诊治疾病，深得好评。为此，1963年苏加诺总统亲自授予杨甲三"四级好男儿"国家勋章。1963年他跟随国家领导人出访东南亚四国，并担任医疗保健工作，成绩斐然。1974年至1975年期间，他先后赴斯里兰卡、朝鲜和罗马尼亚，为外国领导人诊治疾病。20世纪70年代，先后参加了美国总统尼克松、日本首相田中角荣、墨西哥总统来华访问时的医疗保健小组。特别是在日本自民党访华期间，他曾为十几位自民党委员治病，取得满意疗效，影响很大。80年代又参加菲律宾、法国医疗小组为外国领导人诊治疾病，为国家赢得了很高的声誉。他凭着自己的真才实学和高超的医术为中国传统医学在世界上扩大了影响，为中医和针灸走向世界作出了贡献。从20世纪60年代初期开始，杨甲三一直参加中央高级领导人和军队高级领导人的医疗保健工作。由于他兢兢业业、勤勤恳恳地工作，于1990年获得中共中央保健委员会的表彰奖励。他还曾多次获得北京中医学院、北京市教育系统"先进工作者""优秀共产党员"等荣誉称号。在荣誉面前，在国内外赞誉面前，在与国内外高级领导人的接触过程当中，杨甲三始终如一，敦厚朴实，从不谋求私利，几十年如一日。将《黄帝内经》"恬淡虚无，真气从之"的箴言，将孙思邈《千金要方》"大医精诚"的教诲，融入到自己的血液里，体现在日常的实践中，以一颗平常心实践着自己一生的诺言。

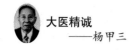

　　杨甲三少年从医,立志医学,一生精研,心无旁骛。他常教导学生:治学先立志,无志难成功。做学问要有志向,要持之以恒,治学要潜心,倘若心境不静,神情不专,见异思迁,浅尝辄止,治学则难成,学问则难长。这是杨甲三又一重要治学思想。他自少年之时起,数十载如一日,痴心不改。初随师攻读医书,至师满从业,皆专心致志;凡所读之书,均逐字推敲,并联系临床实际,仔细琢磨。经典著作,反复阅读,重要之处,圈点批注,抄录背诵。后来,虽行政事务增多,仍潜心中医针灸学术研究,或授课传业,或著书立说,或临床诊病,精勤不辍。杨甲三一生奉献,不思索取,不务虚名,任劳任怨,即使后来声名日隆,也从不为其所累。真可谓一生致力于岐黄事业,实践着他少年立下的志愿。

第二章
谈 针 论 道

　　杨甲三教授一生致力于发展针灸学术，师古不泥，勇于创新，成功地将现代医学知识与传统针灸相结合。在针灸取穴方法、针刺技术、穴理研究、临床用穴等方面，形成了独特的学术思想体系。

一、针道撷英

杨甲三教授在腧穴取穴方法、临床配穴应用、毫针进针方法、毫针补泻、临床论治等方面积累了丰富的经验。

（一）究穴理、抓规律，"三边""三间"取穴法

腧穴是人体脏腑经络气血输注于体表的部位，是针灸治疗疾病的物质基础。人身 362 经穴，以及经外奇穴、阿是穴，遍布全身。杨甲三教授在六十五载医学生涯中，对腧穴进行了深入的研究，在发掘前人经验论述的基础上，结合临床，总结取穴规律，不仅反映了腧穴的本质，而且简便易用。杨甲三取穴经验是以其深究穴理、悉心总结的腧穴规律为核心的，是对腧穴形、质的深刻认识。

腧穴究竟是什么，其实质又有哪些？《内经》常把腧穴称为"节""会""气穴""气府""骨空""溪""谷"等；《针灸甲乙经》则称腧穴为"孔穴"。穴的本义为"洞也，孔也"，指间隙，也为"居住"之地。其义即为经脉气血至此而居，有如人居"屋""室"。穴的这一本义，很清楚地告诉我们，腧穴应当分布在人体空虚的部位，如骨间、筋间、肉间、骨边、筋边、肉边等形成"骨空""溪""谷"等，以符合其"孔""洞""隙"之本义。《针灸甲乙经》在论及腧穴的定位时，即言穴在"空中""宛宛中""陷者中"等，类似的描述共有 110 余条之多，可见当时人们已经注意到腧穴的分布及定位特点。

《灵枢·九针十二原》在论述腧穴时曾有以下条文："节之交，三百六十五会。知其要者，一言而终，不知其要，流散无穷。所言节者，神气之所游行出入也，非皮肉筋骨也。"说明当时医家已经认识到，腧穴的实质是"神气"游行出入，而非"皮肉筋

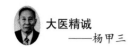

骨"局部形质。《素问·气府论》进一步指出腧穴乃"脉气所发"。《灵枢·小针解》解释说："节之交三百六十五会者，络脉之渗灌诸节者也。"说明腧穴是经脉之气流注运行出入体表的所在，与气血运行关系密切。《千金翼方》在论述腧穴的意义时说："凡孔穴者，是经络所行往来处，引气远入抽病也。"由于腧穴具有这样的意义，就决定了腧穴必然位于人体中便于气血运行、脉气流注最为通畅的所在。

杨甲三教授通过对腧穴的形、质的深入探讨与研究，提出腧穴分布有如下的规律可循：大凡取穴，当有纵横两个方面的坐标定位。纵向定位通常是根据骨度分寸的取穴定位方法，但还需横向定位方法，纵横相交才能准确定位。杨甲三教授将横向定位规律概括为"三边""三间"。所谓"三边"，是指骨边、筋边、肉边；所谓"三间"，是指骨间、筋间、肉间。此外还有筋骨间、筋肉间等。虽然腧穴"非皮肉筋骨"，但其定位则需借助骨、筋、肉解剖标志完成。《标幽赋》云："大抵取穴之法，必有分寸，先审自意，次观分肉。"《流注指微赋》也说："孔窍详于筋骨肉分。"《行针总要歌》曰："有筋有骨傍针去，无骨无筋须透之。"这些论述说明了"筋、骨、肉"在取穴中的重要意义。根据这一规律，杨甲三教授结合西医解剖知识和自己多年的临床经验，逐经进行了腧穴定位分析，形成了独特的取穴经验。如手少阴经的要点是"沟中、纹头、筋边"，"沟中"提示青灵穴在肱二头肌的尺侧沟中；"纹头"指屈肘横纹的尺侧纹头取少海；而神门、阴郄、通里、灵道 4 穴均位于尺侧腕屈肌腱的桡侧边。手厥阴心包经有"筋间取穴"的特点，指掌长肌腱和桡侧腕屈肌腱之间取郄门、间使、内关、大陵等 4 穴。余经腧穴皆有此规律，在此不一一赘述。筋、骨、肉不仅是人体解剖的物质基础，也是人体体表明显的解剖标志。熟悉这些解剖标志，根据"三边""三间"的规律，结合纵向的骨度分寸，就可以准确取穴。掌握这一规律，使取穴准确、简便、易记。"三间""三边"恰好是附着于筋骨肉旁的一些缝隙、孔窍或凹陷的部位，故依据此规律取穴，能够很好地反映腧穴的本质，符合腧穴的本义及其经络气穴流注出入的特性。

杨甲三教授提出的取穴规律，不仅建立在对腧穴本质的深刻认识上，同时还有其明确的解剖学基础。因而这一规律已不只是单纯的理论论述，更具有很高的使用价值。"三边""三间"所具有的解剖学特点为这一规律提供了物质基础。"三边""三间"位于骨骼、肌腱、肌肉旁边或其形成的缝隙间，组织相对疏松而薄，而这些部位恰恰有利于经气的引发，有利于气血的调节，可以取得临床疗效。

遵循"三间""三边"规律取穴，有"二易、二少"的特点。

二易：首先是"易于得气"。《灵枢·邪气脏腑病形》云："刺此者，如中气穴，无中肉节。中气穴即针游于巷，中肉节即皮肤痛。"说明针刺中穴，其气运行如在巷道中畅行无阻碍，但刺中肌肉关节，针下涩滞而紧，全无宽松舒适之感，肉节则会疼痛不舒。现代研究证实，腧穴定于这种孔隙、凹陷的部位，此处神经纤维丰富，针感好而易于得气。针感如何，得气与否，直接关系到针刺治疗的效果。按照这样的规律所取的穴位，对获得适宜的针感及得气是很有帮助的。其次为"易于驱邪"。腧穴所处之孔窍、缝隙，为肌肉薄弱之处，最易受邪侵袭。《素问·风论》云："风气与太阳俱行诸脉俞，散于分肉之间，与卫气相干，其道不利，故有其不仁也。""风气循风府而上，则为脑风。"同样，将腧穴定于此处，刺激穴位，调整经气，使邪气由此而去，即《千金翼方》所言"引气远入抽病也"。说明在孔窍、缝隙处定穴，经络气血运行往来流畅，经气渗灌流注旺盛，有利于"引气"而"抽病"。

二少：首先是"组织损伤少"。在"三边""三间"部位定穴，穴下组织相对疏松，空隙较大，一则便于运针，行使各种手法操

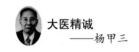

作，以达到治疗要求，收到好的疗效；二则不容易在运针操作时损伤组织而引起疼痛。如果针刺时正中肉节，由于此处组织致密，不利于提插捻转等操作，容易引起疼痛或出现滞针，给患者造成痛苦。"中肉节则皮肤痛"，正是对此的最好诠释。其次，由于造成的组织损伤少，则针后的后遗不适感也相应减少。

综上所述，杨甲三教授总结的针刺取穴规律，既是对腧穴形、质的深刻认识和对前人思想的高度概括，又有其坚实的解剖学基础，融合了腧穴本质的基本认识与人体解剖特点，发前人所未发，具有很强的实用性。因此，《杨甲三取穴经验》《针灸取穴法》一经面市，即在海内外产生广泛的影响，被翻译成多种文字，前后发行了近300万册，以此为脚本完成的同名电影教学片成为重要的中医院校电教教材，并于1985年获得卫生部乙等科研成果奖。

（二）探幽微、重实践，毫针单手进针法

杨甲三教授在临床与教学实践中，认真研究了《内经》《难经》等毫针针刺方法，总结形成了独特的毫针进针方法。《难经·第七十八难》说："知为针者信其左，不知为针者信其右。"特别强调了左右手相互协调、共同作用的重要性，即后世所说的"刺手""押手"的顺序作用，是进针准备以及进针过程的一系列配合过程。他认为针刺是一个连贯的多步骤多环节的过程，每一个环节都极为重要，不可草率行事。双手进针法固然是遵循了古人经验的一种可行方法，但也存在着速度慢、费时费力等不足，能否创制一种既具有"刺手""压手"双重作用，又简便易行的进针方法呢？杨甲三教授将右手五指进行了巧妙的分工，以拇指、食指捏持针柄（使用长针时捏持针身），无名指、小指夹持针身，中指充当"弹怒爪切"之功，形成了独特的毫针单手进针方法，而左手完全被解放出来，可以持针多枚备用。其进针方式

有四种：悬空下压式（简称空压式）、角度转变下压式（简称角度压式）、捻转下压式（简称捻压式）、连续压式。这四式进针法可根据腧穴所在部位的不同、临床补泻的操作需要等任意选用，每一式又都操作规范，其特点是准确少痛、轻巧快速、规范实用。这种灵巧地运用手指分工、指力腕力、距离、角度的多要素有机融合的进针方式，适用于人体各部穴位，也适用于任何长度的毫针。每式的持针、进针及操作皆有严密的法度和适用范围。

空压式主要适用于皮部不需得气时，可用于人体大部分穴位及各种长度的毫针进针。四肢、腹部肌肉丰厚或平坦处的穴位需直刺或深刺时多用之，如合谷、曲池、手三里、外关、足三里、三阴交及腹部等穴处。角度压式主要适用于皮部需得气时，可用于全身所有穴位的进针，腹部诸穴尤宜之，一般使用25~40mm的毫针行直刺。捻压式适用于皮部需得气及捻转补泻时，右捻进针为泻法，左捻进针为补法。连续压式多用于头皮部皮肉非常浅薄的部位，如印堂、神庭、本神、四神聪、上星、百会、率谷等穴位的进针，以及需沿皮刺、皮内刺的各种病症。临床应用时注意手指的严格消毒。单手进针法的创立体现了杨甲三一丝不苟的治学态度与习古而不泥古的创新精神。此法在国内已被天津中医学院等兄弟院校录像作为教学资料，在赴日本讲学时也被摄制成教学片而加以推广，法国《中医》杂志将其译成法文在法国推广。

（三）融经典、萃精华，补泻手法巧运用

杨甲三教授十分重视基础理论知识的掌握，认为一名合格的医生必须具备扎实的理论基础，必须探明医理之奥妙，必须深究医理之根源。只有这样，方能以理论指导临床实践，知其然，更知其所以然；也只有这样，才能成为"良医""上工"。若仅凭方药、针术的技巧或临床经验，虽可取效，但终是"无本之木，无

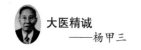

源之水"。他认为中医针灸的源泉在于《内经》《难经》，虽然后世有了极大的发挥，但医理之存，首在《内》《难》。尤其是针灸理论，包括经络、腧穴、针灸方法、配穴处方、临床应用，《内经》皆有精辟的论述。而针灸的各种补泻手法亦是在《内经》的理论基础上发展完善起来的。

针刺补泻是临床取得疗效的核心环节之一，为历代医家所重视。杨甲三教授熟读经典，遍习各派，逐渐融会贯通，删繁就简，形成了自己的针刺补泻风格。他宗《素问·宝命全形论》"经气已至，慎守勿失"及《标幽赋》"动退空歇，迎守右而泻凉；推内进搓，随济左而补暖"之意，将补泻方法及刺激轻重精辟地总结为"搓紧固定加震动，推内搓左随补功；动退搓右迎提泻，刺激妙在强弱中"。意即在得气的基础上，拇指向前努出，针左转搓紧，以慎守经气，而后推内为补法；进针在得气的基础上，拇指向后，针右转搓紧，以慎守经气，而后震动为泻法。其特点是将捻转搓紧与震动固定相结合，目的是为了慎守经气，使气至病所。杨甲三还特别强调针刺过程中"神"和"功力"的运用，常教导学生"不可枉针"，也就是说在针刺过程中一定要全神贯注，注意调动医生本人和病者之神，尤其是补泻过程中，必须"手如握虎""心无旁骛"，才能达到最佳的补泻效果。最忌"轻浮"，也就是在针刺的过程中漫不经心，如此不能达到好的治疗效果，长此以往，还会失去"练功"的效果。

杨甲三教授强调针刺一次，就要有一次的收获，要悉心体察针下的感应，并运用"指力""指神"，这个过程就是"练功"的过程。若能几十年如一日，则医者"功力"必会大有长进，治疗的效果会随之上升。杨甲三对于刺激程度之强、中、弱也有独特的见解，认为临证时应根据具体情况灵活运用如下原则：①若每日针刺注意刺激要轻，间日针刺刺激强度宜中等；②针下不得气时，需强刺激；③引气向上或向下时，宜强刺激；④要气至病所，需施强刺激；⑤急性病需施强刺激。同时还应注意，强刺激时取穴要少。

杨甲三教授在头部腧穴应用方面认为，首先是不同腧穴的穴性具有偏补或偏泻的作用，但补与泻同样重要。他认为皮内刺为补，皮下刺为泻。所谓皮内刺是指将针沿头皮约 15° 角刺入头皮内而不穿透之，为补法；而按常规将毫针沿头皮的 30° 角刺于头皮与颅骨之间为泻法。

（四）参穴理、识法度，临证配穴有讲究

杨甲三教授在腧穴研究上造诣极高，除前述的腧穴定位法外，他深得穴理，阐发穴性，并灵活运用于临床。一日，接诊一发病年余"肢痛症"的患者，学生按常规取四肢部腧穴针刺罔效，寻法于师。杨甲三教授提示："重用膈俞、气海俞。"遂取捷效。后问其理，他答疑道："病在气血，活血化瘀为法，此二背俞穴契合，故效。"又如一患者因肝癌出现消化道大出血，用了很多方法效果不理想，邀请杨甲三会诊治疗，他针刺膈俞穴，血很快就止住了。再如针刺背俞穴治喘等等。这些神奇的效果与其深厚的理论基础及对穴性、穴理的深刻领悟不无关系，再加之能够灵活应用，疗效显著就不足为奇了。类似的例子还有很多，以下仅举五输穴、头穴述之。

杨甲三教授在深入研究五输穴特点的基础上，主张将五输穴的主治作用与五脏病机统一起来辨证运用。即在经络学说的指导下，通过先定其经，次选其穴，后行补泻的次序，初步形成一种"专病、专经、专穴、专法"的诊治方法，建立了一套比较完整而系统的五输穴辨证运用程序。其特点是把"经脉所过，主治所及"的取穴治疗原则与五输穴所具有的特定主治作用结合起来，以经脉病证纵向定位，以五输穴的主治横向定位，扩大了五输穴的主治范围，可以进行较为规范和灵活的辨证治疗，以提高针灸

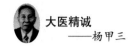

疗效。

杨甲三教授对头穴颇有研究，临床应用广泛，选穴配伍精专。根据临床资料统计，他运用头部腧穴治疗病种多达70余种，涉及内、外、妇、儿、五官各科及急症救治。强调头部腧穴在治疗脑病、头面五官疾病方面的作用，临床上凡遇脑病、头面五官见症，头部腧穴必用无疑。杨甲三运用头部腧穴特别注意它们的主治规律。如精神神志疾病多取前额发际以上的腧穴及顶部腧穴，如取神庭、本神、四神聪，配合皮内刺，形成了疗效卓著的"调神针法"，广泛应用于癫痫、精神分裂症、神经衰弱、失眠、健忘、精神紧张综合征、精神性月经不调等疾病。风证（不论外风、内风）则多取风池、风府等颈项部腧穴。头顶部腧穴无论外感还是内伤杂症均可应用。揭示了头部腧穴的主治规律，从而使头部腧穴的使用有章可循，解决了教、学、用中的难题。此外，杨甲三在头部腧穴应用时特别注重补泻方法的配合，针对性强。在头部腧穴的补泻方面，认为首先是不同腧穴穴性具有偏补或偏泻的作用，且头盖部腧穴所在皮肉浅薄，故补泻与常法有所不同，皮内刺为补法，皮下刺为泻法。而头项部腧穴组织相对较厚，且多为风阳之邪侵袭所在，故风池、风府等穴当用深刺，得气后采用开提、右捻之泻法，不留针，以使风阳之邪气速去。

杨甲三教授对经穴的配伍也十分讲究，其处方配伍既有严格的法度，又有灵活的变化，在继承前贤经验的基础上多有发挥。仅以原穴来看，就有脏腑原穴相配（脏—脏、脏—腑、腑—腑）、原络相配（主客原络相配、本经原络相配）、原俞相配、原合（下合）相配、原募相配等多种方法，具有较强的规律性与实用性。此外，他还系统总结了全身各部腧穴的穴性特点与主治规律，在继承前人经验的基础上，多有新意，使其穴理明晰、法度严谨、配伍精妙、方法兼备、易学易用。正所谓"病有增减，穴有抽添，方随证移，效从穴转"。

（五）采众长、重五辨，圆机活法巧施术

杨甲三教授曾教导学生：针灸医生应当是最高级的医生。并解释说针灸是一门独特的技术，它需要深厚的医学基础，包括西医的诊治基础、中医的诊治基础，只有在这两大基础之上准确地运用针灸，才能取得好的效果。否则，片面地追求所谓的"绝招"而忽视基本功，其结果恐怕只能成为"针工""针匠"而难有大成。他在临床辨证过程中尤其体现了这一治学思想。辨证论治是中医学的核心思想，中医学的辨证论治体系是极其灵活又非常复杂的临床思维过程，自《内经》奠定了中医基本理论思想，至汉代张仲景将医学理论与临床实践相结合，创六经辨证，使理法方药融会贯通，建立中医辨证论治体系以来，后世医家推陈出新，百家争鸣，形成了多种辨证方法共存的局面。八纲辨证、脏腑辨证、经络辨证、六经辨证、卫气营血辨证、三焦辨证、病因辨证和气血津液辨证，彼此关联，相互渗透，各具特点，分之则方，合之则圆，互补互证，不可替代。

杨甲三在博采众家之长的基础上形成了自己的一套临床辨证思路。他以八纲辨证为基础，兼顾其他，而尤推崇仲景之六经辨证。他认为对病证的认识虽然是一个复杂的过程，但其中必有规律可循。六经辨证以辨证与辨病相结合，辨病在于发现每一个病所特有的共同规律，辨证则是反映同一个病在不同阶段、不同环境、不同个体等的特异性。辨病为横向比较与分析，须借助中西医手段首先确定；辨证是在辨病的基础上进行纵向比较与分析，通过对每一个疾病个体的深入分析，以确定当前"证"的特异性。辨证与辨病的有机结合体现了共性与个性的有机结合，亦即通过繁杂的临床症状、体征抓住其实质，而又不可为其繁杂所困扰。张仲景在篇名的编次上充分体现了辨病与辨证相结合的思想，从其"辨太阳病脉证并治""辨霍乱病脉证并治""辨阴阳

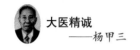

易病脉证并治"等都可看出其辨病与辨证并重的思想。六经辨证以六经作为外感病与内伤病的辨证纲领，实现了辨证论治体系的规范化。六经的实质即藏象学说中的经络及其所联属的脏腑、组织、器官，以及既是经络脏腑功能活动的产物又是经络脏腑功能活动的物质基础的气血、津液、精、营卫等。六经病变是人体经络脏腑在病因作用下出现的病变，根据对症的分析，以及不同经络脏腑存在于人体部位和功能的不同，以确定疾病所在，辨别其病变性质，从而制订相应的治则。六经虽以经络言，却非独言经络，实质上是人体在特定状态下其表里上下部位及病程发展的概括。正如柯韵伯《伤寒论翼·六经争议篇》所云："仲景六经，是分六经地面，所该者广，虽以脉为经络，而不专在经络上立说，凡风寒湿热，内伤外感，自表及里，有寒有热，或虚或实，无乎不包。"杨甲三教授深谙六经辨证之实质，临证时辨共性与个性相结合，探寻疾病发生发展的规律，强调"辨病""辨兼症""辨体质""辨季节气候""辨病程"五个核心环节，从疾病的各方面详加分析，辨明证属，在此基础上选经配穴，遣方用药，以完成辨证论治的系统过程。

试举一例：1963 年杨甲三在怀柔带教时，恰逢当地流行性脑膜炎暴发流行。初以常法治一热病孕妇未果，旋即更弦易辙。杨甲三教授仔细分析季节特点及症状体征，最终将此病辨为温疫。时逢长夏湿土当令，病因为湿浊夹暑热之戾气，病位在太阳经表。湿为阴邪，其性黏腻，最易伤人元气；暑为热邪，其性急暴，最易耗伤人之阴津。乙脑初起，大都有恶寒发热、头痛头重、身困项强等太阳经症候。太阳主筋所生病，痉者筋所生病也，牙关紧闭、项背强直，抽风之谓。乙脑的症状与太阳经生理、循行部位及病理相合。湿热夹暑，如油入面，胶结蕴蒸，秽浊蔓延，为害暴戾。湿浊与暑热属性不同，湿为阴邪，非阳不运，非芳香不化，非淡渗不利；暑为阳邪，非阴不退，非寒凉不解。湿热夹暑，阴阳邪气同存，其治疗便不能简单地施以燥湿或清暑之剂。如一味地使用辛香燥烈走窜之品，则易使湿从燥化，而与暑热阳邪相夹，形成风火上旋之变；而一味地单纯投以寒凉之品，非但暑热不解，更能凝闭阴湿，致湿热交争，充斥内外，易成痉、厥之变。既已辨清湿浊夹暑伤人具有阴阳邪气共有的特点，又已明了湿遏太阳之表、暑伤阳明之里的病位所在，杨甲三教授经过认真思索，不循常法，而立温解清里之法，选穴定方，温凉并用，使湿热去而暑热清，及时控制了病情的发展，使病人在乙脑初期即得到及时恰当的治疗而没有发展到高热神昏、抽搐为痉的阶段，不仅拯救了生命，也避免了病邪深入，脑络受损后遗残症的发生。杨甲三教授这一医疗实践不仅说明了他知常达变、权宜变通的灵活思辨能力，更充分表明了辨季节气候而明致病邪气在中医辨证论治中的重要性与必要性。

（六）遵《内经》、论浅深，进针讲究"速而轻"

关于针刺的深度，一直是针灸界讨论的话题。常见到一些国外如日本、韩国等国的针灸师针刺很浅，针在人体上多不能直立，据说是怕进针深了患者疼痛。而国内的针灸医生一般不会将针挂到皮肤上，认为针不到一定的深度不能取得针感，影响疗效。那么到底该针多深才是正确的呢？杨甲三教授根据《内经》的理论以及多年的临床经验，认为进针深浅要看病情的需要，该深则深，该浅则浅。

杨甲三善于用多针浅刺法，进针浅到针"挂"在皮肤上，或刚将穿透皮肤。浅刺法的特点是，充分利用皮肤表层广泛的感受器来调理机体的功能。他常用于以下几种情况：第一，阿是穴多针浅刺以散风清热，通络止痛，以治疗风邪侵袭经络而致的疼痛。如周围性面神经麻痹初期的耳后疼痛、落枕等。因为风为阳邪，其初中人也浅，宜浅刺散之，深刺则徒伤气血，引邪深

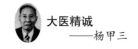
入。第二，局部多针浅刺治疗多种皮肤疾病。如围刺治疗带状疱疹，局部散刺治疗疮疖、皮肤不仁等。这是遵循《内经》病在皮中，"刺皮无伤肉"的原则。笔者多次用此法治疗麦粒肿，一两次治疗后红肿多能消散。第三，用局部多针浅刺，配以百会、四神聪、本神、神庭以镇惊安神，息风止痉，治疗面肌痉挛，取得较好的疗效。第四，脏腑背俞穴浅刺，以调整脏腑功能，调和阴阳气血，治疗多种慢性疾病。笔者在侍诊过程中，目睹杨甲三教授用此法治疗多例顽固性失眠、慢性头痛、眩晕等病，均取得良好的效果。

他也经常运用深刺法。如常用曲池深刺透曲泽和小海，以清理上焦心肺之热，治疗外感热证和中风初期风阳上扰，或痰热内闭。在治疗三叉神经痛时，他擅用4寸长针，从太阳透到颊车，治疗两支以上的三叉神经痛。此外，皮下透刺也是他常用的方法，例如用大陵透内关、太渊透经渠、神门透通里治疗顽固性呃逆；公孙透太白治疗脾胃虚弱、脘胀嗳气等。

在针刺手法上，杨甲三一贯认为，针刺是一种创伤疗法，操作时一定要小心谨慎，不可草率从事。进针时讲究"速而轻"，就是进针速度要快，手法要轻，尽量减少疼痛。但是也不可一概而论，疼痛本身是一种针感，也可以说是在皮部的一种得气，在有些情况下是治疗所需要的。他的四种进针法——连续压、角度压、捻压、空压中，前三种有轻微的疼痛，是皮部得气的需要。只有空压没有疼痛，用于仅需要深部得气的情况。像上面说的多针浅刺法，就需要在皮部得气，因此，进针时手法要稍重，此时他一般用捻压法，以达到一定的刺激强度。杨甲三推崇《灵枢·五乱》"徐入徐出，谓之导气，补泻无形，谓之同精"之说。运针时讲究"短小结合，快慢兼施"，就是提插幅度要短，捻转角度要小，提插捻转速度要快，同时向深部缓慢进针。快速捻转提插具有催气的作用，缓慢向深层进针能得到候气的效果。这样既可减少对局部组织的损伤，又可尽快激发经气。杨甲三还主张分层候气法，认为皮、脉、肉、筋、骨各层组织针感不同，不同的疾病需要在不同的层面得气。从病因来说，风热侵袭应浅刺以出阳邪，寒湿伤人应深刺以出阴邪。从局部病证来说，要遵循《素问·刺齐论》的原则："刺骨者无伤筋，刺筋者无伤肉，刺肉者无伤脉，刺脉者无伤皮；刺皮者无伤肉，刺肉者无伤筋，刺筋者无伤骨"。从脏腑辨证来说，心肺病证浅刺，在表皮或皮下得气；脾胃病证在肌肉浅层得气；肝肾病证在肌肉深层得气。

（七）讲四专、善变通，针药并治老年病

杨甲三教授的论治思想概括来说有以下 3 个特点。

其一，在临床治疗中体现专病、专方、专药、专穴的精神。这种治疗思想建立在辨病、辨证与辨症的基础之上，与其注重辨共性与辨个性相结合的辨证思想相一致。专病、专方、专药、专穴的治疗精神既取决于对病、方、药、穴的深刻而透彻的认识和理解，又来源于对临证经验的高度总结与概括。这种"专治"并不与中医辨证相矛盾，而是对辨证前提下施治的补充，完善了中医论治体系。

其二，在临床治疗时善于针药并用。杨甲三教授常说：用药如用兵，用穴也如用兵，都是在中医基本理论思想指导下进行的，只是治疗方法内外不同罢了。他也常和学生说："中医和针灸是一家，不应人为分开。"他早年习医之始即内外兼修，后虽专攻针灸，但处方用药始终没有荒疏，临证时每遇疑难杂症则针药并施，往往起沉疴而愈痼疾，颇有效验。这点对学生们启发很大，现在他的学生也都是针药并用。

其三，临证治疗时思路敏捷，方法灵活，善于变通，而不为常法所囿。疾病发生发展的过程往往复杂而多变，有些疾病或因得之有奇因，或因迁延日久而不愈，须以变通或新立之法才可收

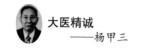

效。他曾收治一六旬老妇，夜间口渴难耐，常需饮水以解，曾辗转求治多时而不愈，经人介绍前来求治。初投生脉散而不效，复又细问病情，病人诉舌尖常有辛辣之感。杨甲三教授思忖辛味入肺金，据此而辨为肺热津伤，而改投泻白散加味，竟获全效。

杨甲三教授在六十五载的医疗保健工作中，不仅总结了一整套针灸手法、穴位配伍的经验，而且总结了一套老年病治疗方面针药并举的独特经验。他治疗过各种各样的老年性疾病，如消化系统、呼吸系统、神经精神系统、心血管系统、内分泌系统、泌尿系统的常见病和疑难病，尤其对于老年性腹胀、肥胖、震颤麻痹、肺心病、更年期综合征、糖尿病、老年性痴呆、前列腺增生等病症，针药并施，多见奇效，试举一二。

在糖尿病治疗方面，杨甲三教授认为其病复杂，且常伴有多种并发症，不易根治，但可通过治疗减轻症状，控制其并发症的发展。糖尿病的发病原因是脾阴虚。脾阴不足势必引起胃阳燥亢，从而影响到机体肺肾等功能，出现津液运化升降失常，导致"饮入于胃，游溢精气，上输于脾，脾气散精，上归于肺，通调水道，下输膀胱，水精四布，五经并行"等生理过程阻断或紊乱，出现口渴善饥等症；体内糖分不能正常吸收利用，反而通过小便排出体外，导致精微散失，脏腑组织失养，并发各种器官的病症，如并发脑病、心脏病、肾病、末梢神经病、眼底血管病、视网膜病，以及并发皮肤瘙痒、皮肤感染等。他针对这一病变发展的内在规律，在治疗中重点采取补脾阴、清胃燥之法。针灸取穴根据病程的变化，取手阳明大肠经、足阳明胃经、足太阴脾经、手太阳小肠经腧穴以及腹部募穴、背俞穴为主，配合自制中药"消糖丸"，很快控制病情，使血糖恢复正常。其并发症的治疗，在此基础上结合辨病、辨证施治，也能收到较为满意的疗效。

老年性哮喘为临床常见性难治病。病人发病时呼吸困难，汗出多，易感冒，冬季尤甚，缠绵难愈，久则发为肺气肿、肺心病，治疗颇为棘手。杨甲三教授根据其发病规律，针对其虚实并见的特点，在治疗上采取既治其本，又治其标，既治其里，也治其表的方法，既注重发病时的治疗，也根据季节变换适时调理。发病时针灸与中药汤剂并用，收效甚佳，调理时或单用中药或独施针灸，注重疗效的同时，也方便了病人。

震颤麻痹也称帕金森病，以进行性运动徐缓、肌肉强直和震颤为主要临床特征。病情发展到一定阶段，则出现行走困难，生活不能自理。杨甲三教授认为此病多因肝肾阴亏，气血不足，脑髓失充，筋脉失养，虚风内动所致，日久则顽痰死血阻滞经络，发为痼疾。治疗上以补益肝肾、益气养血、填精补髓、化痰通络为主。针灸取穴以头部腧穴及任督二脉、阴阳二跷、足少阴、足太阳经穴为主，临床疗效较为显著。

杨甲三教授在治疗中风病方面有独到的见解。他认为中风的病因病机为肾阴不足，水不涵木，横逆犯脾，化风上逆，或风阳挟痰瘀上扰，阻痹脑络。在治疗上采用分期辨证立法处方，制订急性期和恢复期两种治疗方案。①急性期的治疗采用"清上补下法"，即清心肝之阳热于上为主，兼以调肝肾之阴于下。针灸取穴：头部取风池、风府、百会、前顶、后顶、通天；上肢取曲池、支沟、列缺、阳谷、八邪；下肢取足三里、三阴交、昆仑、照海、八风。针刺方法：双侧肢体同取，先针健侧，后取患侧。风池、风府泻法不留针；百会、前顶、后顶、通天皮内刺补法；曲池、阳谷、支沟、昆仑、八邪、八风用泻法；列缺、照海、足三里、三阴交用补法。其特点是重在泻火祛风，兼以补阴。②恢复期的治疗采用"补下清上法"，即以补肝肾之阴于下为主，兼以清心肝之阳于上。针灸取穴：头部取风池、风府、百会、前顶、后顶、通天；上肢取曲池、合谷、列缺、腕骨；下肢取足三里、悬钟、太冲、三阴交、昆仑。针刺方法：风池、风府泻法不留针；百会、前顶、后顶、通天皮内刺补法；曲池、合谷、昆仑用泻法；列

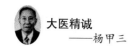

缺、腕骨、照海、悬钟、足三里、三阴交、太冲用补法。其兼夹症的治疗，多在分期辨证的基础上灵活加减。如属"中风痴呆"，则在上述治疗上重用调神针法，即神庭、本神、四神聪、神门针刺用补法。据上述治疗方法可见其治疗特点如下：①阴经阳经腧穴同时选取。这充分体现了中医学中"善补阳者必于阴中求阳，则阳得阴助而生化无穷，善补阴者必欲阳中求阴，则阴得阳生而泉源不竭""壮水之主以制阳光，益火之源以消阴翳"的治疗原则。②重视头部腧穴，补泻兼施。由于中风病病位在头部，所以头部腧穴很重要。百会、前顶、后顶、通天用皮内浅刺补法，取其"从卫取气"之意；风池、风府用泻法，取其"从营置气"之意。可见运用头部腧穴补泻兼施，针对性强。③在疾病的不同时期，采用不同的治疗方法。这体现了辨证论治、整体观念等中医学的理论精华。④不取肩髋关节的腧穴。杨甲三教授认为，中风病病位在头而不在肢体，所以肢体取穴只是远道取穴，只取肘膝关节以下腧穴即可。⑤兼症加减，用穴精当，配伍灵活。

（八）取精华、弃糟粕，多学多记勤积累

做学问就要积累资料，掌握学科发展动态，古往今来概莫能外。杨甲三教授提倡多看书，多记录，所以他一生中积累了大量资料，至今保存完好。他认为"书到用时方恨少"，只有平时多积累，用时才方便。他教导学生要脑勤、手勤，要多进图书馆，多做阅读摘录，以类为聚，分门别类；不仅要收集古代的资料，也要注意现代医学的有关资料，注意现代研究动态，跟上学科发展。但是也不能不辨真伪，要有一个去粗取精、去伪存真的过程。当某一类资料积累到一定程度，就要进行整理，进行分析辨别，淘汰一部分，补充一部分。这个过程，不仅是资料的积累过程，而且也是提高分析问题、解决问题的能力，提高自己学术水

平，开展学术研究的过程，切忌"急来抱佛脚"。在研读古籍时，要根据当时的历史状况具体分析。因为中医针灸学历史悠久，其文献浩若烟海，在其发展的过程中，由于历史条件的限制，不免精华与糟粕混杂，我们必须批判地继承，取其精华，去其糟粕。不管是药物，还是经络腧穴，其中有唯物的，也有唯心的，甚至是荒谬的，这就需要我们客观地去分析，绝不能全盘接受，更不能将糟粕当宝贝，陷入虚无之中。近几十年来的中医针灸文献数不胜数，对有些临床报道及经验介绍，乃至实验研究，都应当实事求是地进行分析，绝不能人云亦云，有些问题，一时难下结论，可存疑待考。总之，要勤于积累资料，又要沙里淘金，属精华的，要继承发扬，属糟粕的，要批判淘汰。

二、进针要诀

单手进针法是杨甲三教授在多年临床实践中创立总结出来的一种简便快捷的进针方法。毫针的刺法中，第一个环节就是进针法，而进针也是针灸医家必须掌握的刺法之一。按照双手进针的方式，一般都是右手持针，为"刺手"，左手辅助，为"押手"。"刺手"主要的功能是掌握针具并应用一定的技法将针刺入，穿过皮肤且到达适当的深度。而"押手"的功能自古以来就备受重视，总的来说不外乎为确定穴位，减少进针时的困难与疼痛。

双手进针法固然有以上所述的作用，但是仍有一些不足：①每一次进针均需要两手的配合，速度慢且费时费力。②每次进针前均要施以多种手法，意在减少进针时的痛楚和确定穴位，但有些手法并非有如此的效应，反而会引起患者的紧张与厌烦情绪。

针对双手进针法的缺陷与不足，杨甲三教授在临床与教学实践中总结出了一种新的进针手法，这种手法汲取了双手进针的一些特点，将"押手"与"刺手"归为一手，空余的另一只手可

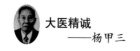

以持多针以备临证之用。其进针方法有四:一为悬空下压式(简称空压式),二为角度转变下压式(简称角度压式),三为捻转下压式(简称捻压式),四为连续压式。这四种进针方式的持针法、进针法及操作要点分述如下:

(一)悬空下压式(空压式)

1. 持针法

(1)短针:以右手拇指、食指夹持针柄,中指自然扶住针身,无名指与小指夹持针身下端,使针尖露出约0.5分。

(2)长针:右手拇指、食指下移夹持针身,余指持法同上。

2. 进针法

将持针手悬空,针尖距皮肤的距离约2寸左右,针身与皮肤垂直(夹角为90°),对准穴位向下快速冲压,迅速将针刺入皮下。

3. 操作要点

(1)针尖至皮肤的距离要适当,一般为2寸左右。过高则不易刺中穴位,且下压时手法势必过重反而增加痛感;过低则往往会因向下的冲压力量不足而造成进针的滞缓,同样会增加痛感。

(2)露出的针尖不宜过长,约0.5分即可,针尖应基本与指下缘平齐。如若过长,一则进针后针尖极易直达肌深层,不利于行针调气血,二则易出现弯针的状况,操作不便。操作要点中虽仅外露0.5分,但在冲压过程中由于拇指、食指的压力,实际刺入的深度达0.2~0.3寸,可完全透过皮肤甚至进入浅肌层。在这种进针法中,针尖不能外露过长也同时体现了"押手"的特点和意义。持针法中强调,右手无名指与小指夹持针身下端使指下缘与针尖几乎平齐,这样在进针的同时,皮肤的着力点就有无名指、针尖、小指三处,从而起到"押手"模糊患者痛觉、减少痛感的作用。

（二）角度转变下压式（角度压式）

1. 持针法

（1）直刺时：持针法与空压式相同。

（2）斜刺时：右手拇指、食指夹持针
柄，其余三指并齐扶持针身，针尖与小指
下缘可完全平齐。

2. 进针法

（1）直刺时：针身与皮肤表面约呈
75°角，无名指、小指轻压穴位两侧皮肤
使之紧绷，针尖对准穴位，然后将腕部内
旋，迅速使角度由75°转为90°，利用由
角度转变产生的向下压力将针刺入皮下。

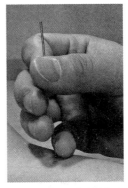

杨氏角度压式持针法
（直刺）

（2）斜刺时：针身与皮肤垂直（夹
角为90°），小指轻压穴位一侧皮肤使之紧绷，针尖对准穴位，同
样将腕部内旋，使角度由90°迅速转为110°而将针刺入皮下。

3. 操作要点

（1）针身与皮肤的夹角，直刺时宜在75°左右。如若角度太
小，一则针尖距离穴位较远而不易刺准穴位，二则会因角度转变
过大而产生向下的压力过大，致使手法过重而增加痛感。反之，
如若角度太大，角度转变过小，产生向下的压力过小而造成进针
困难。另外，需要强调说明的是，斜刺进针时针身与皮肤的夹角
是由90°迅速转为110°，故当针尖透过皮肤时就已形成斜刺的手
势及斜刺所需的角度。

（2）角度转变的速度一般宜快不宜慢，且腕部内旋时动作要
灵活自然。快速的进针会减轻患者的痛感，但针刺某些穴位时，
如睛明穴，因临近眼球，局部血管丰富，因此速度不宜过快，且
忌大幅度捻转提插等重手法。

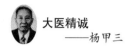

（3）这种进针手法的持针法与空压式在直刺时是相同的。而斜刺时，运用无名指与小指并齐扶持针身的持针法，是因为斜刺时如果小指在内，会妨碍针身角度的变化。

（4）直刺时要求无名指、小指轻压穴位两侧的皮肤，斜刺时亦要求小指压住皮肤。这种手法的目的是使穴位部的皮肤绷紧，以便于进针。

（三）捻转下压式（捻压式）

1. 持针法

拇指较食指向前突 0.4 寸左右，与食指夹持针柄，其余三指的持针法同空压式。

2. 进针法

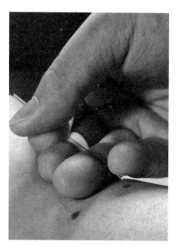

杨氏捻压式进针法
（斜刺45°角）

（1）直刺时：针身与皮肤成90°，无名指与小指轻压于穴位旁皮肤，针尖轻点在穴位上，拇指迅速用力将针柄向后向下一捻，针尖即随之刺入皮下。

（2）斜刺45°角时：无名指轻压于穴位旁皮肤（此时小指不触及皮肤），然后针尖轻点在穴位上，拇指迅速用力将针柄向后向下一捻，针尖即随之刺入皮下。

（3）斜刺135°角时：用小指及无名指指尖轻压于穴位旁皮肤，而后针尖轻点在穴位上，拇指迅速用力将针柄向后向下一捻，针尖即随之刺入皮下。

3. 操作要点

（1）捻压式主要是靠拇指、食指指力将针柄向后向下捻转所产生的向下压力将针刺入皮下。指力强则进针迅速，痛感甚少，因此平常应注重指力的锻炼。此法应以捻为主，以捻带压，一捻即进，不必捻压并用及重复捻转。

（2）捻压式的捻转角度较大。持针法中要求拇指端较食指端向前突 0.4 寸左右夹持针柄，捻转进针后，拇指端要退至食指端后约 0.2 寸处，目的是尽可能加大捻转的角度。

本法适用于 1.5 寸毫针进针，多用于皮肉薄处或筋骨间穴位，如列缺、昆仑、犊鼻、内关、足临泣、中渚等，也可用于深层含有重要脏器的胸背诸穴。

（四）连续压式

1. 持针法

以右手拇指、食指夹持针柄，中指、无名指、小指并齐扶住针身，针尖与小指下线平齐。

2. 进针法

（1）沿皮刺：针身与皮肤表面呈 165° 角左右，无名指、小指压紧穴位旁皮肤，针尖轻点于穴位上，利用指力、腕力迅速将针沿皮刺入皮下，再连续下压数次，直至将针尖刺达病所。

（2）皮内刺：小指、无名指及中指均紧压皮肤，针身与皮肤表面夹角约呈 170° 左右，刺入手法同上。

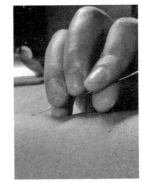

杨氏连续压式进针法
（沿皮刺）

3. 操作要点

（1）连续压式为沿皮刺及皮内刺进针手法，故针身与皮肤的夹角很大（分别为 165° 与 170° 角）。操作时，持针手腕内旋即可形成所需持针手势与角度。

（2）连续压式手法中，中指、无名指、小指这三指充当"押

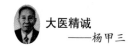
手"的作用很突出，可固定穴位，避免皮肤在骨面等处滑动。另外，进针时应加重中指、无名指、小指下压的力量，以减小进针时皮肤局部的痛感。

（3）在连续压式中，当针尖透过皮下后，应运用连续且均匀的压力，下压二至三次将针刺入病所。切忌运用连续的压力或一次压力将送针的过程完成，如此易致手法生硬及过重。

三、取穴心法

"取穴"，是针灸操作的重要一环。准确取穴对提高针灸治疗效果起着相当重要的作用，因而，学好针灸必须打好取穴的基本功。

杨甲三教授在几十年的针灸临床和教学实践中，认真研究古今针灸书籍，不断总结，摸索出一些取穴规律。

杨甲三取穴经验的特点是：尽量采用体表的自然标志，将相邻的穴位分经分部，对比、定位，取穴方法浅显易懂，容易掌握，很适合临床和教学的需要。

（一）手三阴经取穴法

1. 手太阴肺经

云门穴和中府穴：云门穴与锁骨胸骨头下缘平齐，旁开锁骨中点2横指的凹陷处。其下1寸是中府穴。

由腋前纹头到肘横纹是9寸。

天府穴：在腋下3寸。

侠白穴：在腋下4寸。

这两个穴都在肱二头肌的桡侧沟中。

尺泽穴：在肱二头肌腱的桡侧，肘横纹上。

肘横纹到掌后第1横纹是12寸。

孔最穴：掌后第1横纹上7寸，在桡骨尺侧边。

列缺穴：桡骨茎突的起点。

经渠穴：在桡骨茎突的高点掌面骨边。

太渊穴：在大多角骨的桡侧，掌后第 1 横纹上。

鱼际穴：在掌指关节后方，掌面骨边。

少商穴：在拇指桡侧爪甲角的根部。

【本经要点】骨边、筋边、沟中取穴。

骨边：是指桡骨尺侧边取孔最穴，桡骨茎突高点掌面骨边取经渠穴。

筋边：是指肱二头肌腱的桡侧、肘横纹上取尺泽穴。

沟中：是指肱二头肌的桡侧沟中取天府穴和侠白穴。

2. 手少阴心经

极泉穴：在腋窝正中，动脉搏动处。

青灵穴：肱骨内上髁上 3 寸，肱二头肌的尺侧沟中。

少海穴：屈肘纹头尽处。

灵道穴、通里穴、阴郄穴：将尺骨小头 3 等分，平根是灵道穴，平中是通里穴，平头是阴郄穴。

神门穴：豌豆骨的桡侧，掌后第 1 横纹上。

神门、阴郄、通里、灵道，这 4 个穴都在尺侧腕屈肌腱的桡侧边。

少府穴：平第 4、5 掌指关节后，第 4、5 掌骨之间。

少冲穴：小指桡侧爪甲角的根部。

【本经要点】沟中、纹头、筋边取穴。

沟中：青灵穴在肱二头肌的尺侧沟中，肱骨内上髁上 3 寸。

纹头：屈肘横纹的尺侧纹头取少海穴。

筋边：是指尺侧腕屈肌腱的桡侧边取神门、阴郄、通里、灵道 4 个穴。每个穴相距 0.5 寸。

3. 手厥阴心包经

天池穴：乳外旁 1 寸。

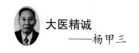
天泉穴：腋前纹头下 2 寸，肱二头肌肌腹中。

曲泽穴：肱二头肌腱的尺侧，肘横纹上。

肘横纹到掌后第 1 横纹是 12 寸。

掌长肌腱和桡侧腕屈肌腱之间有 4 个穴位。

①郄门穴：掌后第 1 横纹上 5 寸。

②间使穴：掌后第 1 横纹上 3 寸。

③内关穴：掌后第 1 横纹上 2 寸。

④大陵穴：掌后第 1 横纹上。

劳宫穴：第 2、3 掌指关节后，第 3 掌骨桡侧边。

中冲穴：中指尖端。

【本经要点】肌中、筋边、筋间取穴

肌中：是指肱二头肌肌腹中间取天泉穴。

筋边：是指肱二头肌腱的尺侧，肘横纹上取曲泽穴。

筋间：是指掌长肌腱和桡侧腕屈肌腱之间取郄门、间使、内关、大陵四穴。

手三阴经分部小结

①指尖部：指尖、爪甲角根取。

中冲穴在中指尖端。

少商穴、少冲穴在爪甲角的根部。少商穴在拇指桡侧爪甲角根部；少冲穴在小指桡侧爪甲角的根部。

②掌指关节部：掌指关节后方取。

鱼际穴在第 1 掌指关节后方，第 1 掌骨内侧边。

劳宫穴在第 2、3 掌指关节后方，第 3 掌骨桡侧边。

少府穴在第 4、5 掌指关节后方，第 4、5 掌骨之间取穴。

③腕部：两骨、两筋、一横纹。

两骨是指大多角骨和豌豆骨。大多角骨的桡侧下缘有太渊穴；豌豆骨的桡侧有神门穴。

两筋是指掌长肌腱和桡侧腕屈肌腱。两筋之间有大陵穴。

横纹是指掌后第 1 横纹。太渊、大陵、神门三穴都在掌后第 1 横纹上。

④前臂部：骨边、筋边、筋间取穴。

骨边是指桡骨边和桡骨茎突边。

经渠穴在桡骨茎突最高点的掌面骨边。

孔最穴在掌后第 1 横纹上 7 寸，桡骨的尺侧边。

筋边是指神门、阴郄、通里、灵道四穴都在尺侧腕屈肌腱的桡侧边。

筋间是指大陵、内关、间使、郄门四穴都在掌长肌腱和桡侧腕屈肌腱之间。

⑤肘关节部：横纹、纹头、筋两边。

尺泽穴、曲泽穴都在肘横纹上。尺泽穴在肱二头肌腱的桡侧边；曲泽穴在肱二头肌腱的尺侧边。

少海穴在屈肘时肘横纹的尺侧纹头处。

⑥上臂部：一肌两条沟中取。

一肌是指肱二头肌。

两条沟是指肱二头肌有两条沟——桡侧沟和尺侧沟。

天泉穴在肱二头肌中间，腋前纹头下 2 寸。

天府穴、侠白穴都在肱二头肌的桡侧沟中，天府穴在腋前纹头下 3 寸，侠白穴在腋前纹头下 4 寸。

青灵穴在肱骨内上髁上 3 寸，肱二头肌的尺侧沟中。

（二）手三阳经取穴法

1. 手阳明大肠经

商阳穴：食指桡侧爪甲角的根部。

二间穴、三间穴：分别在第 2 掌指关节桡侧的前后。

合谷穴：第 1、2 掌骨相交处和虎口之间。

阳溪穴：在腕上桡侧两筋间（即拇长伸肌腱和拇短伸肌腱之

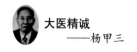
间）陷中。屈肘，掌心向胸。

曲池穴：屈肘纹头尽处，桡骨内侧。

由曲池穴到阳溪穴作1尺算（屈肘后，肘横纹到腕关节阳溪穴的长度缩短了）。

手三里穴：曲池下2寸，桡骨内侧。

上廉穴：曲池下3寸，桡骨内侧。

下廉穴：曲池下4寸，桡骨外侧。

偏历穴：阳溪上3寸，桡骨外侧。

温溜穴：阳溪上5寸，桡骨外侧。

肘髎穴：肱骨外上髁上1寸，肱骨外缘骨边。

手五里穴：肱骨外上髁上3寸，肱骨内缘骨边。

臂臑穴：三角肌前下缘与肱骨的交点处。

肩髃穴：肩峰前缘直下骨下凹陷处。

巨骨穴：锁骨肩峰与肩胛冈结合部的凹陷中。

天鼎穴：扶突穴下1寸，胸锁乳突肌胸骨头与锁骨头汇合处。

扶突穴：平甲状软骨（即结喉），胸锁乳突肌的中间。

口禾髎穴：在人中穴旁0.5寸，对鼻翼内侧缘。

迎香穴：鼻翼外侧中点，鼻唇沟中。

【本经要点】骨两边。

屈肘侧置体位，曲池、手三里、上廉在桡骨内侧；下廉、温溜、偏历在桡骨外侧。肘髎在肱骨外侧；手五里、臂臑在肱骨内侧。

2. 手太阳小肠经

少泽穴：小指爪甲角的尺侧根部。

前谷穴和后溪穴：分别在第5掌指关节的前和后。

腕骨穴和阳谷穴：分别在三角骨的前和后。

少泽、前谷、后溪、腕骨、阳谷五穴都在赤白肉际上。

养老穴：手心向下体位，在尺骨小头高点当手心向胸时，转手则骨开处取穴。

支正穴：阳谷穴上 5 寸，尺骨内侧边上。

小海穴：尺骨鹰嘴和肱骨内上髁之间。

肩贞穴：腋后纹头直上 1 寸处。

臑俞穴：肩贞穴直上，肩胛冈的下缘取穴。

秉风穴、天宗穴、曲垣穴：肩胛冈中点上缘上 1 寸是秉风穴，下缘下 1 寸是天宗穴，内端上缘外 1 寸是曲垣穴。

肩外俞穴：第 1 胸椎棘突下缘旁开 3 寸处。

肩中俞穴：第 1 胸椎棘突上缘旁开 2 寸处。

天窗穴：平结喉，胸锁乳突肌的后缘取之。

天容穴：平下颌角，胸锁乳突肌的前缘取之。

颧髎穴：颧骨高点骨下取之。

听宫穴：耳屏前凹陷。

【本经要点】肩胛冈中、端上下取。

肩胛冈中点上缘上 1 寸是秉风穴，下缘下 1 寸是天宗穴，外下缘内 1 寸是臑俞穴，内端上缘外 1 寸是曲垣穴。

3. 手少阳三焦经取穴法

关冲穴：无名指尺侧爪甲角根部。

液门穴和中渚：分别在第 4、5 掌指关节的前后取。

阳池穴：腕背横纹上，当伸小指固有肌腱和指总伸肌腱之间取之。

外关穴：阳池上 2 寸，尺、桡骨之间。

支沟穴：阳池上 3 寸，尺、桡骨之间。

会宗穴：阳池上 3 寸，尺骨桡侧边。

三阳络穴：阳池上 4 寸，尺、桡骨之间。

四渎穴：阳池上 7 寸，尺、桡骨之间。

天井穴：尺骨鹰嘴直上 1 寸陷中。

清冷渊穴：尺骨鹰嘴直上 2 寸。

消泺穴和臑会穴：三角肌的后下缘与肱骨的交点处是臑会穴；

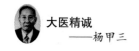

臑会与清冷渊穴之间是消泺穴。

肩髎穴：锁骨肩峰后缘直下骨下凹陷取之。

天髎穴：肩胛骨的内上角端取之。

天牖穴：与下颌角平齐，胸锁乳突肌的后缘取之。

翳风穴：乳突的高点与下颌角连线的中间。

瘈脉穴：乳突的前下缘。

颅息穴：乳突的前上缘。

角孙穴：折耳，耳尖尽处取之。

耳门穴：屏上切迹前的凹陷中。

耳和髎穴：耳根前 1 寸取之。

丝竹空穴：眉外陷中。

【本经要点】尺、桡两骨之间取外关、支沟、三阳络、四渎穴；会宗穴在尺骨桡侧边。

手三阳经分部小结

①指尖部：爪甲角根取。

商阳穴在食指桡侧爪甲角的根部。

关冲穴在无名指尺侧爪甲角的根部。

少泽穴在小指尺侧爪甲角的根部。

②掌指关节部：掌指关节前后取。

大肠经的二间穴、三间穴在第 2 掌指关节桡侧的前后取。

三焦经的液门穴、中渚穴分别在第 4、5 掌指关节的前后取。

小肠经的前谷穴、后溪穴分别在第 5 掌指关节尺侧的前后取。

③腕关节部：筋骨间取。

阳溪穴在大多角骨、桡骨、两筋间（即拇短伸肌腱和拇长伸肌腱之间）。

阳池穴在月骨、尺骨、两筋间（即伸小指固有肌腱和指总伸肌腱之间）。

阳谷穴在三角骨、尺骨之间。

④前臂部：骨边、骨间、骨两边。

小肠经的支正穴在尺骨内侧边缘。

三焦经的外关、支沟、会宗、三阳络、四渎五穴都在尺、桡两骨之间，会宗穴在尺骨桡侧边。

大肠经的偏历、温溜、下廉三穴在桡骨的外侧；上廉、手三里、曲池三穴在桡骨的内侧。

⑤肘关节部：纹头、肘尖（肘尖即尺骨鹰嘴）是标志。

曲池穴在屈肘纹头尽处。

小海穴在肘尖与肱骨内上髁之间。

天井穴在肘尖上1寸。

⑥上臂部：一肌一骨前后取。

一肌是指三角肌。一骨是指肱骨。

三角肌的前下缘与肱骨的交点是臂臑穴。

三角肌的后下缘与肱骨的交点是臑会穴。

⑦肩关节部：锁骨肩峰前后取。

锁骨肩峰的前缘直下骨下凹陷是肩髃穴；后缘直下骨下凹陷是肩髎穴。

⑧肩胛部：肩胛冈中、端上下取。

肩胛冈中点，冈上缘上1寸是秉风穴；冈下缘下1寸是天宗穴。

肩胛冈的外端下缘内1寸是臑俞穴；肩胛冈的内端上缘外1寸是曲垣穴。

⑨颈部：一结、一角、一条肌。

一结是指结喉（即甲状软骨）。一角是指下颌角。一条肌是指胸锁乳突肌。

平结喉，胸锁乳突肌的前缘是人迎穴，中间是扶突穴，后缘是天窗穴。

平下颌角，胸锁乳突肌的前缘是天容穴，后缘是天牖穴。

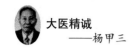
（三）足三阳经取穴法

1. 足阳明胃经

承泣穴：瞳孔直下 0.7 寸，下眼眶边上。

四白穴：瞳孔直下 1 寸，眶下孔处。

巨髎穴：瞳孔直下，平鼻翼下缘。

地仓穴：口角外 0.4 寸处。

大迎穴：下颌角前下 1.3 寸。

颊车穴：咬肌的高点处。

下关穴：颊车直上，颧弓下缘取穴。

头维穴：鬓发前缘直上与神庭穴横开的交点。

人迎穴：平结喉，胸锁乳突肌的前缘。

水突穴：人迎直下约 1 寸，胸锁乳突肌的前缘。

气舍穴：锁骨上缘，胸锁乳突肌的胸骨头与锁骨头之间取穴。

缺盆穴：在锁骨上窝与乳中线相交处。

胸部有气户、库房、屋翳、膺窗、乳中、乳根 6 个穴，都在肋隙间，上下隔 1 肋，距胸中线 4 寸。

由胸骨体下缘到肚脐是 8 寸，由肚脐到耻骨联合上缘是 5 寸。

腹部有不容、承满、梁门、关门、太乙、滑肉门、天枢、外陵、大巨、水道、归来、气冲 12 个穴，上下距离是 1 寸，距腹中线 2 寸。

髀关穴：髂前上棘直下与耻骨下缘平齐的交点处。

由大转子至膝腘横纹是 19 寸。

伏兔穴：膝上 6 寸，大腿前面中间。

阴市穴：膝上 3 寸。

梁丘穴：膝上 2 寸。

阴市、梁丘二穴都在伏兔穴与髌骨外上缘的连线上。

犊鼻穴：外膝眼取犊鼻穴。

足三里、上巨虚、条口、丰隆、下巨虚穴的取法：绷腿时，胫骨前肌隆起，胫骨前肌的头部高点取足三里穴，尾端取下巨虚穴，下巨虚与足三里之间取上巨虚穴。下巨虚上 1 寸是条口穴；条口穴旁开，胫骨前肌的边缘取丰隆穴。

解溪穴：与外踝尖平齐，足背两筋间（即趾长伸肌腱与蹈长伸肌腱之间）。

冲阳穴：解溪穴下约 1.3 寸，有动脉搏动的地方。

陷谷穴和内庭穴：分别在第 2、3 跖趾关节的前后（后是陷谷，前是内庭）。

厉兑穴：在足第 2 趾外侧爪甲角根部。

【本经要点】胫骨前肌的头、尾、腹、边。

胫骨前肌的头部高点处取足三里，尾部取下巨虚，腹中取上巨虚。下巨虚上 1 寸是条口；条口旁，胫骨前肌的边缘取丰隆。

2. 足太阳膀胱经

前发际到后发际是 12 寸，两乳突高点之间是 9 寸。

睛明穴：内眼角外上方。

攒竹穴：在眉头眶上孔。

眉冲穴：攒竹穴直上，入发际 0.5 寸处。

曲差穴：入发 0.5 寸，旁开头中线 1.5 寸。

五处穴、承光穴、通天穴、络却穴：都旁开头中线 1.5 寸，前后二穴相距 1.5 寸。

玉枕穴：枕骨粗隆上缘，旁开头中线 1.3 寸。

天柱穴：后发际中点上 0.5 寸，旁开头中线 1.3 寸处。

背腰部穴位取法：椎间寸半与 3 寸。后中线两椎之间旁开 1.5 寸是膀胱经第 1 侧线的穴位；旁开 3 寸是膀胱经第 2 侧线的穴位。

大杼穴：第 1 胸椎棘突下（即第 1、2 胸椎之间）旁开背中线 1.5 寸处。

风门穴：第 2 胸椎棘突下旁开背中线 1.5 寸处。

依此类推，旁开 1.5 寸的第 1 侧线穴位是：第一大杼二风门，

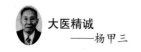
三椎肺俞四厥阴，心五督六膈俞七，肝俞九胆俞十，脾俞十一，胃俞十二，三焦俞十三，肾俞十四，气海俞十五，大肠俞十六，关元俞十七，小肠俞十八，膀胱俞十九，中膂俞二十，白环俞二十一。

旁开3寸的第2侧线穴位是：二附分三魄户，四膏肓五神堂，六譩譆七膈关，九魂门十阳纲，十三肓门十四志室，十九胞肓二十一秩边。

上、次、中、下四髎穴的取法：髂后上棘与背中线之间取上髎穴；骶骨角后上凹陷取下髎穴；上髎穴与下髎穴之间取次髎穴和中髎穴。

会阳穴：尾骨下端旁开中线0.5寸处。

承扶穴：臀下横纹中点。

承扶穴到腘横纹是14寸。

殷门穴：承扶下6寸，大腿后侧正中。

浮郄穴和委阳穴：这两穴都在股二头肌腱内侧。委阳平委中，浮郄在委阳上1寸。

委中穴：腘横纹中点。股二头肌腱与半腱肌腱的中间。

腘横纹到外踝尖是16寸。

合阳穴、承筋穴、承山穴、飞扬穴：古人取穴，穴名与其解剖标志是一致的。合阳穴就是腓肠肌的两个头相合的地方；承山穴就是腓肠肌两个头分开的地方，像山似的；合阳穴与承山穴之间是承筋穴；飞扬穴在承山穴外侧斜下1寸，也在腓肠肌分肉边上。

跗阳穴、昆仑穴、仆参穴：外踝尖与跟腱后缘之间取昆仑穴；昆仑穴直上3寸是跗阳穴；昆仑穴直下2寸是仆参穴。

申脉穴：外踝尖直下，外踝下缘下0.5寸凹陷处。

金门穴：外踝前缘直下，骰骨下方凹陷处。

京骨穴：足外侧，第5跖骨粗隆前下缘。

束骨穴：在第 5 跖趾关节外侧后方。

足通谷穴：在第 5 跖趾关节外侧前方。

至阴穴：在小趾外侧爪甲角根部。

【本经要点】分肉取。

见合阳、承筋、承山、飞扬穴的取法。

3. 足少阳胆经

两颧之间是 7 寸。

瞳子髎穴：外眼角外 0.5 寸。

听会穴：在屏间切迹前凹陷中。

上关穴：在颧骨弓上方。

颔厌穴、悬颅穴、悬厘穴、曲鬓穴：角孙穴前 1 横指取曲鬓穴；将头维穴与曲鬓穴沿发际弧形连线然后 4 等分，从上到下分别是颔厌穴、悬颅穴、悬厘穴、曲鬓穴。

率谷穴：耳尖上 1.5 寸。

天冲穴：率谷穴斜后 0.5 寸处。

浮白穴：率谷穴斜后 1 寸处。

头窍阴穴：乳突骨的后上方。

完骨穴：乳突骨的后下方。

本神穴：入发际 0.5 寸，距头中线 3 寸处。

阳白穴：眉中上 1 寸。

头临泣穴：入发 0.5 寸，在头中线和头维穴之间。

目窗穴、正营穴、承灵穴：头临泣穴后 1.5 寸是目窗穴，目窗穴后是正营穴、承灵穴，都相距 1.5 寸，并距头中线 2.25 寸。

脑空穴：乳突骨上缘与枕骨粗隆上缘之间。

风池穴：后发际中点入发际 1 寸处与乳突骨下缘之间取之。

肩井穴：锁骨中点和肩胛骨上缘之间取之。

渊腋穴：腋中线直下 3 寸，第 4 肋间隙处。

辄筋穴：渊腋穴前 1 寸，第 4 肋间隙处。

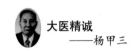

京门穴：第 12 浮肋端。

带脉穴：第 11 浮肋直下，与肚脐平齐的地方。

五枢穴：髂前上棘前 0.5 寸。

维道穴：五枢穴斜下 0.5 寸处。

居髎穴：髂前上棘与大转子之间取之。

环跳穴：大转子前上缘与骶骨裂孔之间取穴。

风市穴：大腿外侧正中，腘横纹上 7 寸。

中渎穴：风市下 2 寸。

膝阳关穴：股骨外上髁上方凹陷与股二头肌腱之间取之。

阳陵泉穴：腓骨小头的前下缘取之。

外丘穴和阳交穴：这两穴都在外踝尖上 7 寸，外丘在腓骨前，阳交在腓骨后。

光明穴：外踝尖上 5 寸，腓骨后缘。

阳辅穴：外踝尖上 4 寸，腓骨前缘。

悬钟穴：外踝尖上 3 寸，腓骨后缘。

丘墟穴：外踝的前下缘凹陷处。

足临泣穴：伸小趾肌腱外侧，当第 4、5 跖骨结合部的前方。

地五会穴：第 4、5 跖趾关节后方，第 4、5 跖骨之间。

侠溪穴：第 4、5 跖趾关节前方，第 4、5 跖骨之间。

足窍阴穴：第 4 趾外侧爪甲角的根部。

【本经要点】腓骨前后取。

阳陵泉、外丘、阳辅三穴在腓骨前；阳交、光明、悬钟三穴在腓骨后。

足三阳经分部小结

①趾尖部：爪甲角根取。

厉兑穴、窍阴穴、至阴穴，这 3 个穴都在爪甲角外侧的根部。

②跖趾关节部：跖趾关节前后取。

胃经的内庭穴、陷谷穴，胆经的侠溪穴、地五会穴，膀胱经的足通谷穴、束骨穴，都是在跖趾关节的前后取。

③足踝部：踝尖上下前后取。

外踝尖直上 3 寸是悬钟穴；外踝尖直下，外踝下缘下 0.5 寸是申脉穴。外踝尖后边是昆仑穴；前边是解溪穴。都是以外踝尖为标志的。

④小腿部

足阳明胃经：胫骨前肌的头、腹、尾、边。

头有足三里，腹有上巨虚，尾有下巨虚，边有丰隆。

足太阳膀胱经：分肉取。

合阳穴即是腓肠肌两个头合在一起的部位；承山穴在腓肠肌两个头分开的地方；承筋穴在合阳穴与承山之间；飞扬穴位于承山穴外侧，斜下 1 寸，腓肠肌的边缘。

足少阳胆经：腓骨前后取。

阳陵泉、外丘、阳辅三穴在腓骨前；阳交、光明、悬钟三穴在腓骨后。

（四）足三阴经取穴法

1. 足太阴脾经

隐白穴：足大趾内侧爪甲角根部。

大都穴：第 1 跖趾关节内侧前。

太白穴：第 1 跖趾关节内侧后。

两穴都在赤白肉际上。

公孙穴：太白穴后上 1 寸，赤白肉际处。

商丘穴：内踝前下缘凹陷。

内踝尖到胫骨内侧髁下缘是 13 寸。

三阴交穴、漏谷穴、地机穴：内踝尖直上 3 寸，胫骨后缘是三阴交穴；三阴交穴上 3 寸是漏谷穴；漏谷穴上 3 寸是地机穴。

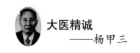

漏谷穴、地机穴都距胫骨后缘 1 横指。

阴陵泉穴：胫骨内侧髁起点是阴陵泉穴，在胫骨后缘。

由股骨内上髁到耻骨联合上缘是 18 寸。

血海穴：绷腿时，股内肌的高点，约当股骨内上髁上 2 寸。

箕门穴：绷腿时，股内肌的尾端，约当血海穴上 6 寸。

冲门穴：与耻骨联合上缘平齐，距中线 3 寸半。

府舍穴：冲门穴斜上 1 寸，距中线 4 寸。

腹结穴：大横穴直下 1.3 寸。

大横穴：平脐，旁开 4 寸。

腹哀穴：大横穴直上 3 寸。

两乳头之间是 8 寸。

胸部有食窦、天溪、胸乡、周荣 4 个穴，都在肋间取。

①食窦穴：平第 5 肋间隙，旁开中线 6 寸。

②天溪穴：平第 4 肋间隙，旁开中线 6 寸。

③胸乡穴：平第 3 肋间隙，旁开中线 6 寸。

④周荣穴：平第 2 肋间隙，旁开中线 6 寸。

大包穴：在第 6 肋间隙，腋中线上。

【本经要点】骨边，横指。

三阴交、阴陵泉二穴在胫骨边上。漏谷、地机二穴旁开胫骨后缘 1 横指。

2. 足少阴肾经

涌泉穴：足底前 1/3，中间取之。

然谷穴：舟骨粗隆前下凹陷。

太溪穴：内踝尖与跟腱之间。

大钟穴：太溪下 0.5 寸，跟腱前缘。

水泉穴：太溪直下 1 寸。

照海穴：内踝尖直下，内踝下缘下 0.4 寸。

复溜穴：内踝尖上 2 寸，跟腱前取之。

交信穴：复溜穴与胫骨后缘之间取之。

筑宾穴：内踝尖上 5 寸，跟腱前缘取之。

阴谷穴：膝腘内侧，半膜肌腱与半腱肌腱之间。

小腹部 6 个穴位，每穴距离 1 寸，距腹中线 0.5 寸。

①横骨穴：平耻骨联合上缘。

②大赫穴：横骨直上 1 寸。

③气穴穴：大赫直上 1 寸。

④四满穴：气穴直上 1 寸。

⑤中注穴：四满直上 1 寸。

⑥肓俞穴：中注直上 1 寸，平脐。

上腹部 5 个穴位，上下穴相距 1 寸，旁开腹中线 0.5 寸。

①商曲穴：脐上 2 寸，旁开 0.5 寸。

②石关穴：商曲直上 1 寸。

③阴都穴：石关直上 1 寸。

④腹通谷：阴都直上 1 寸。

⑤幽门穴：腹通谷直上 1 寸。

胸部 6 个穴位，都在肋间隙或锁骨下缘，旁开中线 2 寸。

①步廊穴：平第 5 肋间隙。

②神封穴：平第 4 肋间隙。

③灵墟穴：平第 3 肋间隙。

④神藏穴：平第 2 肋间隙。

⑤彧中穴：平第 1 肋间隙。

⑥俞府穴：锁骨下缘取之。

【本经要点】筋边取。

大钟、复溜、筑宾三穴都在筋（即跟腱）边取。

3. 足厥阴肝经

大敦穴：大趾爪甲根外 1/4 处。

行间穴：跖趾关节前，第 1、2 趾骨之间。

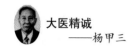
太冲穴：跖趾关节后，第 1、2 跖骨之间。

中封穴：平齐内踝尖，伸踇趾肌腱的内侧。

蠡沟穴：内踝尖上 5 寸，胫骨面上。

中都穴：内踝尖上 7 寸，胫骨面上。

膝关穴：胫骨内侧髁起点，斜后 1 寸，骨边。

曲泉穴：股骨内上髁上缘与半膜肌之间的凹陷。

阴包穴：曲泉穴上 4 寸，股内肌的边缘。

五里穴：急脉穴下 2 寸。

阴廉穴：急脉穴下 1 寸。

急脉穴：耻骨联合下缘中点旁开 2.5 寸，腹股沟处。

章门穴：第 11 浮肋端。

期门穴：乳下 2 肋。

【本经要点】骨面取。

蠡沟、中都二穴都在胫骨内侧面中间。

足三阴经分部小结

①足部：足心、爪甲根。

涌泉穴在足心；隐白穴在大趾内侧爪甲角的根部；大敦穴在大趾爪甲根外 1/4。

②跖趾关节部：跖趾关节前后取。

脾经的大都、太白穴，肝经的行间、太冲穴，都在跖趾关节的前后。

③足踝部：踝尖上下前后取。

内踝尖上 3 寸，胫骨后缘是三阴交；内踝尖直下，内踝下缘下 0.4 寸是照海穴；内踝尖前有中封穴，后有太溪穴。都是以内踝尖为标志的。

④小腿部：骨边、骨中、筋边取。

骨边是指三阴交、阴陵泉二穴都在胫骨后缘骨边。

骨中是指蠡沟、中都二穴都在胫骨内侧面中间。

筋边是指复溜穴、筑宾穴都在跟腱的前边。

⑤膝关节部：骨髁上下与后方。

髁下是指胫骨内侧髁下缘有阴陵泉，斜后 1 寸是膝关穴，再后两肌腱（半膜肌腱与半腱肌腱）之间是阴谷穴。

髁上是指股骨内上髁上缘有曲泉穴。

（五）任督脉取穴法

1. 督脉取穴法

长强穴：尾骨端与肛门之间。

腰俞穴：骶骨裂孔处。

除第 2、4、8、12、15 椎下无穴外，其他都在两椎之间取穴（此处为方便记忆，将第 1 胸椎称为 1 椎，第 2 胸椎称为 2 椎……第 1 腰椎称为 13 椎，第 2 腰椎称为 14 椎，依此类推，第 5 腰椎称为 17 椎）。由下而上分别是：

①阳关穴：第 16、17 椎棘突间。

②命门穴：第 14、15 椎棘突间。

③悬枢穴：第 13、14 椎棘突间。

④脊中穴：第 11、12 椎棘突间。

⑤中枢穴：第 10、11 椎棘突间。

⑥筋缩穴：第 9、10 椎棘突间。

⑦至阳穴：第 7、8 椎棘突间。

⑧灵台穴：第 6、7 椎棘突间。

⑨神道穴：第 5、6 椎棘突间。

⑩身柱穴：第 3、4 椎棘突间。

⑪陶道穴：第 1、2 椎棘突间。

大椎穴：第 7 颈椎与第 1 胸椎棘突间。

哑门穴：后发际中点，入发 0.5 寸。

风府穴：后发际中点，入发 1 寸。

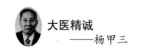
脑户穴：枕骨粗隆上缘凹陷处。

强间穴：脑户穴上 1.5 寸。

后顶穴：百会穴后 1.5 寸。

百会穴：折耳，两耳尖连线与头中线相交处。

前顶穴和囟会穴：在百会穴前 1.5 寸和 3 寸处。

上星穴：入前发际 1 寸，头中线上。

神庭穴：入前发际 0.5 寸，头中线上。

素髎穴：鼻尖。

人中穴：鼻唇沟上 1/3 处。

兑端穴：上唇中点，黏膜与皮肤交点处。

龈交穴：上唇系带处。

2. 任脉取穴法

会阴穴：在前后二阴之间。

耻骨联合上缘到肚脐是 5 寸。

下腹部穴位，各穴相距 1 寸，在腹中线上，唯有气海穴在脐下 1.5 寸。由下而上分别是：

①曲骨穴：耻骨联合上缘。

②中极穴：曲骨穴上 1 寸。

③关元穴：中极穴上 1 寸。

④石门穴：关元穴上 1 寸。

⑤气海穴：石门穴上 0.5 寸。

⑥阴交穴：气海穴上 0.5 寸，石门穴上 1 寸。

⑦神阙穴：肚脐正中。

神阙穴到胸骨体下缘是 8 寸。

上腹部 8 个穴位，各穴相距 1 寸，在腹中线上。由下而上分别是：

①水分穴：神阙穴上 1 寸。

②下脘穴：水分穴上 1 寸。

③建里穴：下脘穴上 1 寸。

④中脘穴：建里穴上 1 寸，脐上 4 寸。

⑤上脘穴：中脘穴上 1 寸。

⑥巨阙穴：上脘穴上 1 寸。

⑦鸠尾：巨阙穴上 1 寸。

⑧中庭：鸠尾穴上 1 寸，胸骨体下缘。

胸部平肋间隙有 4 个穴位，每穴上下隔 1 肋，都在胸中线上。由下而上分别是：

①膻中穴：在两乳之间，平第 4 肋间隙。

②玉堂穴：膻中穴上 1 肋。

③紫宫穴：玉堂穴上 1 肋。

④华盖穴：紫宫穴上 1 肋。

璇玑穴：华盖穴上 1 肋，胸骨上窝下 1 寸。

天突穴：胸骨上缘凹陷。

廉泉：结喉与下颌中间。

承浆：下唇下陷中。

四、腧穴研究

（一）头部腧穴运用规律

杨甲三教授对于头部腧穴取穴及应用规律做了深入研究，在总结前人经典论述的基础上，结合临床，提出了头部腧穴在治疗脑病、头面五官疾病方面的重要作用。强调临床上凡遇脑病、头面五官病症，头部穴位必用，且临床效果令人满意。

1. 头部腧穴定义

现代针灸学常把头面部的穴位合称头部腧穴，然杨甲三教授的头部腧穴仅包括头部穴位，不包含颜面部的腧穴。早在《内

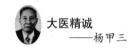

经》中就有关于头部腧穴的记载。《灵枢·海论》说："脑为髓之海，其输上在于其盖，下在风府。"指出了脑为髓海，其脑气输注的部位，上在头盖部位（百会穴等），下在风府穴。《素问·气穴论》说："头上五行行五，五五二十五穴。"所谓"五行"是指行于头部之经脉而言，包括行于头部正中的督脉穴位及行于头正中线两旁的膀胱经和胆经的穴位。此外，《灵枢·寒热病》《灵枢·本输》等篇也对头部腧穴进行了论述，阐明了大部分头部腧穴的名称、部位、数目及主治功效。

2. 头部腧穴经络分布

　　督脉穴位分布在头部正中线上；足太阳膀胱经穴位分布在距正中线 1.5 寸的第 1 侧线上；足少阳胆经分布在距头正中线 2.25 寸的第 2 侧线上；足阳明胃经、足少阳胆经的部分腧穴分布在两颞侧；手少阳三焦经的腧穴则大多分布在耳后。

　　《灵枢·邪气脏腑病形》曰："十二经脉，三百六十五络，其血气皆上于面而走空窍。"可见头与经络的关系十分密切。头部经络联系较为复杂，纵横交错。综合历代针灸文献记载，就其头部与经络的关系论述如下：

　　（1）十二经脉：据《灵枢·经脉》记载，足太阳膀胱经脉"起于目内眦，上额、交巅；其支者，从巅至耳上角，其直者，从巅入络脑"；手少阳三焦经脉"其支者……系耳后，直上出耳上角……其支者，从耳后入耳中，出走耳前"；足少阳胆经脉"上抵头角，下耳后……其支者，从耳后入耳中，出走耳前，至目锐眦后"；足阳明胃经脉起于迎香穴后，沿发际上循至额角；足厥阴肝经脉上行至额部，与督脉交会于巅顶部。

　　（2）十二经筋和经别：据《灵枢·经筋》记载，足太阳之筋"其直者，结于枕骨，上头下颜"；足少阳之筋"循耳后，上额角，交巅上"；手阳明之筋"上左角，络头，下右颌"。据《灵枢·经别》记载，十二经别中的阳经经别在颈部合于本经上达于头面部；十二经别中的阴经经别在颈部合于其相表里的经脉上达于头。这样，十二经脉中的阴经与头部也联系起来了。

（3）十二皮部和十五络脉：据《素问·皮部论》记载，在头部的皮部有足太阳膀胱经、足少阳胆经、手少阳三焦经和足阳明胃经。十五络脉中有足阳明络脉"上络头项，合诸经之气"，以及督脉别络长强"夹脊上项，散头上"。

（4）奇经八脉：据《素问·骨空论》记载，督脉"与太阳起于目内眦，上额交巅上，入络脑，还出别下项"。《难经·二十八难》则记载，督脉"上至风府，入属于脑"。《灵枢·寒热病》载："足太阳有通项入于脑者，正属目本，名曰眼系。……在项中两筋间，入脑乃别阴跷、阳跷，阴阳相交……交于目锐眦。"《难经·二十八难》载："阳跷脉者，起于跟中，循外踝上行，入风池。"《灵枢·脉度》载："阴跷脉者，少阴之别，起于然骨之后，……出人迎之前，入颀，属目内眦，合于太阳、阳跷而上行。"《难经·二十八难》载："阳维起于诸阳会也。"由此可见，十二正经的联系，加之经筋、经别、皮部、奇经八脉等，将头和全身脏腑及四肢百骸紧密地联系在一起。因此，可以通过针刺头部腧穴调节五脏六腑功能，治疗各种相应疾病。

3. 头部腧穴的主治规律

腧穴治疗作用广泛，不仅有局部治疗作用，还有远端治疗作用，这与经络理论密不可分。正所谓"经脉所过，主治所及"。现根据头部腧穴的经脉分布特点及主治范围等，结合杨甲三教授临床经验，对其主治规律陈述如下：

（1）分经主治规律：头部腧穴和四肢部腧穴在治疗方面既有共性又有个性，既能治疗本经病证，又可治疗他经病证。现按不同经脉来探讨头部腧穴主治特点。

督脉循行于头部正中，有哑门、风府、脑户、强间、后顶、百会、前顶、囟会、上星、神庭10个穴。这些穴位都可治疗头

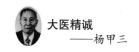

部病变及督脉本经病症。百会、风府、神庭等穴，还可治疗脑病和热性病方面的病证。百会有平肝息风之效，风府有祛头风和脑风作用，神庭可治疗神志方面疾病。此外，神庭穴是足太阳、足阳明合于本经的交会穴，故还可治疗前额痛。百会、脑户为足太阳经与督脉的交会穴，故此二穴可治疗后头痛。风府、哑门为阳维脉交会于本经的穴位，故寒热病证（阳维为病苦寒热）、头项痛等可选用此穴。

足太阳膀胱经腧穴行于头部第 1 侧线上，有眉冲、曲差、五处、承光、通天、络却、玉枕、天柱 8 个穴位。这些穴位均能治疗本经病证及头部局部病变。此外，五处、承光、通天、络却、玉枕五穴可治疗失眠、抑郁等神志疾病；通天穴可治疗鼻渊等鼻部疾患；承光则可治疗眼疾。

足少阳胆经循行在耳后、颞、前额、侧头部的穴位有颔厌、悬颅、悬厘、曲鬓、率谷、天冲、浮白、承灵、脑空和风池。除可治疗本经及局部病症外，头临泣、目窗、正营、承灵、脑空五穴可治三阳经经气失常所致热病。颔厌、悬厘二穴为手少阳、足阳明经与此经的交会穴，故可治疗三焦火盛上攻于头部引致的疾患。阳维脉交会于本经的本神、目窗、正营、承灵、脑空五穴，还可治疗阳维为病的头痛；风池通阳维，从而治疗"阳维为病苦寒热"的病症。

手少阳三焦经腧穴有瘈脉、颅息、角孙三穴，分布在耳后。除可治疗手少阳三焦本经病变，角孙还可治疗胆火上攻的耳部疾患和腮腺炎，因其为足少阳、手阳明交会于本经的穴位。

足阳明胃经在头部只有头维穴，为足少阳、阳维脉与本经的交会穴，故头维穴可治疗少阳头痛和阳维为病的头痛。

（2）分部主治规律：头部腧穴除具有分经主治规律外，还有分部主治规律。杨甲三教授认为，头部腧穴的分部主治规律对指导临床具有重要作用。现以头部经脉循行、交会等为基础，结合杨甲三教授几十年临证经验，将头部穴分为前额部、头顶部、头项部、头颞侧部四个部分进行分析阐述。

①前额部：前额部的范围从前顶穴至额发际部。该部有督脉的神庭、上星、囟会三穴，足太阳膀胱经的眉冲、曲差、五处、承光，左右八穴，足少阳胆经的头临泣、正营、目窗、本神，左右八穴，共计19个穴。足太阳、足少阳、足阳明、督脉、阳维脉交会于此部，循行经过鼻、眼等，故主治神志、眼、鼻病症。

杨甲三教授认为，在前额部，二神（神庭、本神）为要穴，也是治神主穴，二穴因其治疗特点而得名。临床上无论外感，还是内伤，凡损伤脑神所致神志疾患，如健忘、失眠多梦、精神委靡、心悸怔忡、癫、狂、痫等，均可用此二穴，并灵活配伍，辨证施治。

②头顶部：头顶部范围从前顶穴至后顶穴。该部有督脉的前顶、百会、后顶穴，足太阳膀胱经的通天、络却穴，以及足少阳胆经的承灵穴。此部穴位大都位于百会穴周围，并有足太阳、手少阳、足少阳、足厥阴与督脉、阳维脉交会，故临床治疗范围极广。

杨甲三教授认为，百会穴为此部主穴，更为头部第一要穴。因督脉为奇经八脉之首，且百会居头部正中，为诸阳之会，同为足太阳、手足少阳和足厥阴、督脉之会。百会既可平肝息风，又可升清提阳。针刺泻法百会主治督脉为病的脊强反折、神志病，以及肝火、肝阳、肝风上扰和邪热上攻，外感风邪引起的脑病，均有奇效。补或灸百会可治疗久泻、脱肛、子宫脱垂、胃下垂等以气虚下陷为病因的疾病。临床运用时需辨证施术，灵活运用。

③头项部：头项部是指后顶穴以后至后发际的部位。该部有督脉的强间、脑户、风府、哑门，足太阳膀胱经的玉枕、天柱，足少阳胆经的脑空、风池等穴。该部为足太阳经、督脉、阳维脉、足少阳经联系舌本、眼、咽喉之处，故主治风证及神志、咽喉、眼、头项病证。

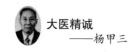
杨甲三教授认为,该部以二风穴(风池、风府)为首要,此二穴为疗风之总穴。风证可分为内风、外风两类。外风病证,常见的有风寒、风湿、风热、暑风、小儿急惊风、风疹等。内风致病,常见的有中风、肝风、偏头风、雷头风、五风内障、癫痫、狂等。杨甲三教授在治疗上述病证时,每以风池、风府为主穴,根据病证或补或泻,配伍其他腧穴,灵活运用,临床效果较佳。

④头颞侧部:头颞侧部是指耳后及头颞所属部位。该部有足少阳经的完骨、头窍阴、浮白、天冲、率谷、曲鬓、悬厘、悬颅、颔厌左右18个穴,手少阳三焦经的瘈脉、颅息、角孙左右6个穴,足阳明胃经的头维穴,左右共2个穴。此部有手足少阳经、足阳明经、足太阳经交会于此,其经脉循行经过耳、眼、鼻及面部,故可主治耳、眼、鼻、颜面部疾患。

杨甲三教授认为,该部以头维、率谷、角孙、完骨、颅息为其主要穴位。临床用头维透率谷、率谷透颅息可治疗偏头痛、偏盲等病症。角孙既可单用,也可配穴应用,以治胆火上攻所致病症见长。完骨邻近取穴,为治疗少阳风寒、风热所致的面部疾患的常用穴。

(二)背俞穴运用规律

1. 背俞穴命名及定位

背俞穴为五脏六腑之气输注于背腰部的腧穴。各脏腑皆有以本脏腑命名的背俞穴。背俞穴之名,首见于《灵枢·背腧》,并载有五脏背俞穴的名称和位置。《素问·气府论》提出"六腑之俞各六",但未列出穴名。《脉经》才明确了肺俞、肾俞、肝俞、心俞、脾俞、大肠俞、膀胱俞、胆俞、小肠俞、胃俞等10个背俞穴的名称和位置。此后《针灸甲乙经》补充了三焦俞,《千金要方》又补充了厥阴俞,至此背俞穴方才完备。背俞穴都分布在背腰部膀胱经第1侧线上,各脏腑的背俞穴与相应的脏腑位置基本相应，上下排列。《灵枢·背腧》曰："肺俞在三焦（椎）之间……肾俞在十四焦（椎）之间，皆夹脊相去三寸所。"五脏背俞穴的位置在这里取穴以脊椎为准，但在《素问·血气形志》中还有另外一种取法："欲知背俞，先度其两乳间，中折之，更以他草度去半已，即以两隅相拄也，乃举以度其背，令其一隅居上，齐脊大椎，两隅在下，当其下隅者，肺之俞也。复下一度，心之俞也……复下一度，肾之俞也。是谓五脏之俞，灸刺之度也。"而此种折量法取得的五脏背俞穴与《灵枢·背腧》中所述之背俞位置，在纵向定位上有所不同，两者差异较大。历代针灸医家对于背俞穴的定位均有不同的看法。现代临床应用基本以"夹脊相去三寸所，则欲得而验之，按其处，应在中而痛解，乃其俞也"为原则。

2. 背俞穴生理特点

背俞穴，乃五脏六腑之精气输注于体表的部位，是调节脏腑功能、振奋人体正气之要穴。《类经》谓："十二俞……皆通于脏气。"背俞穴都分布在背腰部膀胱经上，各脏腑的背俞穴与相应的脏腑位置基本对应，如肺在五脏中位置最高，故肺俞穴在五脏背俞穴中亦位居最高，肾的位置最低，故肾俞的位置也相应最低。这是与经络理论密切相关的。滑伯仁《难经本义》说："阴阳经络，气相互贯，脏腑腹背，气相通应。"《灵枢·卫气》曰："请言气街……气在胸者，止之膺与背俞。气在腹者，止之背俞……"按气街理论，十二经脉气到达胸腹头面后，均通过气街而向前后扩布。说明背部腧穴与脏腑之间的这种横向联系，实际上是通过气街实现的。同时，足太阳膀胱经为"诸阳之属"，督脉为"阳脉之海"，背俞穴居于督脉两旁，两者经气相互交会，为脏腑之气输通出入之处。现代研究认为，背俞穴十分邻近脊神经后根，分布规律与脊神经节段性分布特点大致吻合，内脏疾病的体表反应区常是相应穴位所在。针灸通过对背俞穴的良性刺

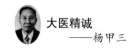

激，改善了局部组织代谢，同时作用于躯体感觉神经末梢、交感神经末梢及神经伴随的血管，通过神经的轴突反射、节段反射途径，作用于脊髓相应节段的自由神经中枢，调整了内脏功能，并经躯体感觉纤维和内脏感觉纤维进入脊髓后传至脑，并借助与脑的相关下行传导纤维联系，实现背俞穴对内脏和全身的良性调节作用。

3. 背俞穴诊治要点

背俞穴为五脏六腑之经气输注出入之处，生理上不仅与脏腑有着特定联系，并且与脏腑的病理密切相关。当脏腑发生疾病时，往往在背俞穴上有所反映。《素问·举痛论》曰："或心与背相引而痛者……寒气客于背俞之脉……其俞注于心，故相引而痛。"临床发现，脏腑有疾时，在相应的背俞穴处常可出现阳性反应区、反应点和反应物。通过观察背俞穴处的皮下组织有无隆起、凹陷、松弛和皮肤色泽改变、温度异常等现象，可以此分析推断属于某一经脉的病变与疾病的性质等。

背俞穴临床主治主要为三方面：

（1）主治相应脏腑疾病。背俞穴为五脏六腑之气输注出入的部位，均与本脏腑密切相关，同时相表里的经脉相互络属脏腑，气血相互沟通。故《灵枢·五邪》曰："邪在肺……取之膺中外腧，背三节五藏之旁。"《素问·水热穴论》曰："五脏俞傍五，此十者，以泻五脏之热也。"《素问·刺热》曰："热病气穴，三椎下间，主胸中热。"《针灸甲乙经》曰："胸中有热，支满不嗜食，汗不出，腰脊痛，肺俞主之。"《玉龙歌》称："肾弱腰痛不可当，施为行止甚非常，若知肾俞二穴处，艾火须加体自康。"古典针灸医籍及临床实践证明，背俞穴可治疗同名脏腑及相表里脏腑的疾患，通过调节脏腑也可达到调节整体的目的。

（2）主治相应脏腑的五官九窍、皮肉筋骨疾病。由于脏腑背俞穴可治疗相应脏腑疾患，而五官九窍、皮肉筋骨又由脏腑气血所濡养，故脏腑背俞穴也可主治与脏腑相关的五官九窍、皮肉筋骨病证。如肝开窍于目，肝俞可用于治疗目疾；肝藏血，肝俞又可用于治疗血虚诸证。如《玉龙歌》曰："肝家血少目昏花，宜补肝俞力便加。"肝主筋，肝俞又可治筋脉挛急。《针灸甲乙经》则曰："痉，筋痛息，互引，肝俞主之。"

（3）背俞穴可以治疗肩、背、腰部的局部病证，如风寒湿痹等。这是由腧穴的近治作用决定的。背俞穴临床配方除辨证取穴外，主要有俞原配穴、俞募配穴两种配穴方法。背俞穴为脏腑经气出入背部之处，募穴为脏腑经气汇聚于胸腹部之处。《素问·奇病论》曰："胆虚，气上溢而口为之苦，治以胆募、俞。"《难经》曰："五脏募皆在阴，而俞在阳者，何谓也？然阴病行阳，阳病行阴，故令募在阴，俞在阳。"俞募配穴即前后配穴，脏腑之气由阴行阳、由阳行阴，达到阴阳平衡的作用，广泛用于临床脏腑病证治。原穴是脏腑原气输注经过留止的部位，主治所属脏腑疾患的主要腧穴。《灵枢·九针十二原》曰："五脏有疾也，当取之十二原。"《针灸甲乙经》曰："脾胀者，脾俞主之，亦取太白。"此即远近上下配穴。俞原配穴对于脏腑虚证、寒证疗效较好。

4. 背俞穴应用经验

杨甲三应用背俞穴的经验，主要在于强调背俞穴"调"的作用，以脏腑背俞相配伍，调节脏腑寒热虚实，调整人体气机升降。无论是风阳挟痰的眩晕，心肾不交的失眠，还是虚阳上亢的头痛，都是由脏腑功能失调，气机升降失常所致，病程较长，累及脏腑较多，症状虚实互见。其治疗均非单纯补泻所宜，关键在于调整脏腑气机升降。人体气机升降是由五脏六腑共同维持的，其中尤与肝、胆、脾、胃、肾关系密切。肝主疏泄，肝的疏泄功能正常，气机升降才能有序。胆秉少阳春生之气而主升发，胆气升则诸气皆升，故有"十一脏皆取决于胆"之说。脾胃居中焦，是气机升降的枢纽，清气随脾气升发而濡养于上，浊气随胃气下

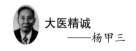

降而排泄于下。肾为水火之宅，阴阳之根，是阴气上承之源，阳气下潜之所，是原气升发之地。因此治疗时尤重于调节肝、胆、脾、胃、肾。又因患者或为年老体弱，或为久病体虚，病虽见虚实夹杂，但虚为其本，实为其标。故以背俞穴为主调补其虚，以治根本，同时六腑背俞穴又能以补为通，补中有泻。在操作手法上，背俞穴要求浅刺、轻刺激，以调和为主，通过调整脏腑功能来调和气机升降。

第三章
专病针治

　　杨甲三教授熟读经典，遍习各派，逐渐融会贯通，删繁就简，形成了自己的针刺补泻风格。杨甲三的论治思想概括来说有以下 3 个特点：其一，体现了专病、专方、专药、专穴的精神；其二，善于针药并用；其三，临证治疗时思路敏捷，方法灵活，善于变通，而不为常法所囿。在治疗老年病、中风、偏瘫、心血管疾病、慢性气管炎、骨质增生等各种疑难杂症和顽固性疾病方面疗效显著。

一、中风

【病因病机】

1. 中络：当风露卧，外邪中阳经肌表，痹阻化热则筋弛，或寒凝脉道则筋急，而致口眼歪斜，目痛，耳下痛，头痛项强等。

2. 中经：起居不慎，卫气不固，风湿之邪乘虚入袭经脉与气血相搏，风胜化热为瘀则手足弛缓，寒胜痹闭则疼痛，风热血燥则筋急，湿重则体重、手足浮肿。

3. 中腑：一般以风、湿、痰为主因。湿盛胃热则生痰，痰热生风，风木妄动，痰浊夹胆木相火上冲则气闭神明，横逆则流阻经脉，气血不得往返而为患。

4. 中脏：阳虚痰盛，体肥多湿，痰即随之。此痰气为标，阳虚为本。阴虚火亢，肾精肝血两亏，水不涵木，浮阳内风暴起莫制。此浮阳为标，阴虚为本。

【诊断与鉴别】

1. 中络、中经二者俱无猝然昏倒，中络仅突然发作口眼歪斜，中经则很快出现半身不遂或伴有关节疼痛与拘急、麻木等症状。

2. 中腑、中脏有猝然昏倒、半身不遂、口眼歪斜、不能言语等症。中腑多口臭舌燥，舌腻脉滑，重则两手握固，牙关紧闭。中脏多见面红颊赤、口开鼾睡、小便自遗、痰涎壅盛、脉洪大而无力等脱证现象。

3. 中风、厥证、痫证三者，共有猝然昏倒、不省人事等。但中风伴有半身不遂、口歪面红等症状；厥证昏倒时多见面色苍白，四肢厥冷，无半身不遂等兼症出现，同时病程短，无明显前期症状；痫证，昏迷时四肢抽搐，口吐涎沫，并发出异常声音，苏醒

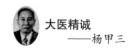

则如常人。

【注意事项】

1. 脱证为难治，全见脱证为不治，并禁服龙、麝、牛、雄、珀、珠之类，宜参、附、芪、术之类补气固脱。

2. 阴虚汗出，津液衰亡，小便短少者，禁用利小便药，待汗止小便自行。

3. 血虚津亏，不能润泽，致大便燥结者，慎用通导，应以养血为主。

4. 脱证均忌针刺十宣、水沟、十二井等穴，避免加速虚脱。

5. 凡是年高之人，常有指端不时发作麻木和头晕、舌强等现象，这是中风的先兆，可以内服人参再造丸，外取曲池、风池、百会针刺，并常灸足三里以预防。

【辨证论治】

1. 中络

证候：初起耳下、耳后疼痛，患侧颊红耳鸣，听觉障碍，口歪，面颊动作不灵，表情丧失，前额无皱纹，眼裂扩大，流泪，鼻唇沟平坦，笑或露齿，进食咀嚼食物常留滞于患侧齿颊间，流涎，鼓气口唇不能闭合，苔薄白或微黄，脉弦。

（1）药物治疗

治法：养血祛风，疏通经络。

方药：升麻葛根汤合四物汤。药用防风、葛根、升麻、陈皮、甘草、白芷、当归、赤芍、川芎、干地黄。

耳鸣、耳聋或目痛加龙胆草、柴胡。项强头痛加羌活。苔厚腻加苍术、厚朴，苔黄腻加黄连、栀子。面部拘急甚加胆南星、木瓜、秦艽。舌干无苔加石斛、花粉、麦门冬。

方解：风邪入络，病位在表。口面部是手足阳明二经循行部位，所以病经在手足阳明。治当以辛散轻扬之药为君化解风邪。防风能散太阳、阳明、少阳、厥阴四经风湿之邪。白芷辛香，性温味厚，升发于手足阳明经，解散二经风热。葛根味薄气轻，鼓舞胃气而发散表邪，加升麻能引清气上升，加强发散风热之功。归、芍、地、芎四物养血疏风，以济风药之燥。甘草之甘缓，使风药不致升散太过而伤阳。陈皮之辛散，利阳明之气，兼防甘味之壅。龙胆草、柴胡清少阳风热。羌活散太阳风邪。苍术、厚朴平胃除湿。黄连、栀子降火祛湿，泻胃中之火，清头目。胆南星、木瓜、秦艽镇痉舒筋。石斛、花粉、麦门冬清胃去热安中气，润燥复津而和气血。

（2）针灸治疗

治法：清散血中风热（取手足阳明经穴为主）。

处方：颊车、地仓、太阳、迎香、内庭、合谷。

颊车、地仓、太阳、迎香均取患侧（口角右歪患侧为左，口角左歪患侧为右），内庭、合谷取双侧。均用泻法。

眼睑不能闭合加申脉、睛明。耳后痛加翳风、液门。头项强痛加天柱、后溪。久延不愈加灸面部及患侧足三里。均用泻法。

初起患侧面颊红赤时，面部穴位用圆利针放血，或在针孔处加拔小口径火罐帮助放血，加强泻热作用。如无颊赤可局部浅刺。如急性期已过，面部潮红消失，口眼歪斜仍明显，面部患侧穴位可改浅刺加艾炷灸，以温散风邪，活血舒筋。

方义：合谷是手阳明大肠经穴位。手阳明大肠经循行从上肢外侧前缘上循口面，根据"经脉所通，主治所在"的理论，《四总穴歌》有"面口合谷收"的临床经验。另一方面，合谷是手阳明经的原穴，原穴可治本经或虚或实的疾病，由此头面病取合谷是很重要的。足阳明胃经循行夹口环唇，过颊至额颞，所以口眼歪斜是属于足阳明胃经的病候。另一方面，中络病因为风邪入中血络与足阳明经，风为阳邪生热，所以取荥穴内庭以泻身热，配

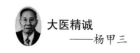

迎香、地仓、颊车等穴为肢体与头面上下配穴之法。该病一般舌诊多见苔白腻或黄腻，为阳明湿热之象，所以合谷、内庭取双侧并施以泻法有渗湿清热之功。气不蒙则目不合，眼睑不能全闭与跷脉有关，睛明是阳跷、阴跷、手足太阳、足阳明五经的交会穴，故取之。耳后痛是风邪涉及少阳，故加取手少阳三焦经之翳风、液门两穴以加强散风作用。头项强痛是风邪波及太阳经，故加取足太阳膀胱经天柱与手太阳小肠经后溪以散太阳风邪。久延不愈势必胃阳不振，不能输布津液于上致筋失涵养，患侧局部加灸以温通局部经络。取足三里为扶正祛邪之法，以鼓振胃气上引，加强散风的作用。

2. 中经

证候：半身不遂，语言謇涩，或有口眼歪斜，关节疼痛，手足拘急，肢端浮肿。

（1）药物治疗

治法：行血舒筋祛风。

方药：祛风活血汤。药用天麻、防风、当归、赤芍、川芎、红花、丹皮、木通、泽泻、天门冬、郁金、秦艽。

气虚发麻加人参、白术。筋骨疼痛加羌活或威灵仙、乳香、没药。腰痛加杜仲、小茴香。风热血燥，手足拘挛，加木瓜、石斛。湿盛手足浮肿加牛膝、五加皮、独活。

方解：防风、天麻、秦艽均为治风祛湿之品。当归养血以润风燥。川芎、红花活血以通络。赤芍、郁金善行血中之滞，有去瘀生新之功。风邪袭中于经，风湿壅于经，郁而化热，病起急暴属火，用牡丹皮除血中之热，木通、泽泻泻气血分之热，上能通心肺，下能利窍而泻湿热，窍利则邪热自通，内无郁热则脏气安和。天门冬为手太阴肺经气分之药，能清金养阴，益水之上源，故能下通肾气。以防风、天麻、秦艽治风邪以外散，木通、泽泻治湿邪以内渗而损其余。当归之养血，川芎、红花之活血，赤芍、郁金之行血，是根据"治风先治血，血行风自灭"的理论。加人参、白术以补气。羌活、威灵仙、乳香、没药以宣通十二经除痹痛。杜仲、小茴香健腰暖肝肾。木瓜、石斛润燥舒筋而治筋挛。加独活、牛膝、五加皮散风化湿而治手足浮肿。

（2）针灸治疗

治法：祛风舒筋，润燥活血。

处方：肩髃、曲池、环跳、阳陵泉、悬钟、合谷、足三里。

肩髃、曲池、环跳、阳陵泉、悬钟取患侧，合谷取双侧。以上穴位均用泻法。足三里取双侧，用补法。先刺健侧合谷、足三里，后刺患侧。

气虚者加气海。疼痛者加阿是穴。拘急者加承山、尺泽清气舒筋。肢端肿加太白、后溪理气化湿热。痿软加悬钟、神门清骨壮髓。

方义：该病言不变，志不乱，病在分肉之间，即病不入脏，而在体表，在阳分之部，所以处方都选用阳经穴位。肺主气，大肠主津，肺与大肠相表里，手阳明大肠经的肩髃、曲池、合谷有润燥清气的作用。足少阳胆经属阳风，故取环跳、阳陵泉、悬钟以祛散风邪。舒筋则关节利，髓足则步健捷，阳陵泉是筋的会穴，悬钟为髓的会穴，两穴有祛风、利节健步之功。足阳明胃经五行属土，该经的足三里性亦属土，是土中之土，为万物之母，有培补后天而益其不足的功用。泻手阳明大肠经的合谷以通肠腑，补足阳明胃经的足三里以和胃气，二穴配伍胃和肠通，何忧湿痰内生。这种手足阳明同气相应原合配穴，能润燥以助祛风，安内以益外治，经络通，肠胃安，则病自愈。气海为生气之海，有补气的作用，是气虚必用的穴位。治体表疼痛，根据"以痛为腧"理论而取阿是穴。足太阳膀胱经是病之主经，故取该经承筋以舒其筋。手厥阴心包经主四肢，故取该经曲泽清养其血，与阳陵泉相配，可缓解肢节拘挛。

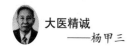
3. 中腑

证候：跌仆昏迷，半身不遂，口眼歪斜，语言不利，舌伸歪斜，口臭便燥，苔腻，脉滑。重则牙关紧闭，双手握固，脉弦滑。

（1）药物治疗

治法：涤腑清肝益水。

方药：加味羚羊汤。药用羚羊角、生地黄、丹皮、麦门冬、白芍、柴胡、薄荷、蝉蜕、菊花、石决明、胆南星、竹沥、姜汁、石斛、橘红。

面赤口臭阳闭用至宝丹、牛黄清心丸。面白阴闭用竹沥、姜汁调灌苏合香丸。牙关紧闭用乌梅擦牙法，不效可考虑鼻饲法。大便不通用三化汤。病有转机可选用大秦艽汤加减调治。

方解：羚羊角、石决明清肝泄胆以息相火，薄荷、蝉蜕均为祛风散热之要药，与羚羊角、石决明配用可加强平肝息风之功，以治其表。菊花苦辛入肺肾，生地黄、牡丹皮凉血滋阴，麦门冬滋燥金而清水源，白芍柔肝敛阴，补水敛阴则心火制而热自除，益金柔肝则肝木平而风自息，以治其里。胆南星、竹沥涤风热以去浊痰而治其标。石斛清胃除热，橘红、姜汁理气和胃，则胃保清和，腑气通顺，以绝生痰之源而治其本。用炒柴胡引诸药入足少阳胆经而泻其热兼令清阳之气上升，胃中留积宿滞亦得消散，泻胆通胃一举二得而收其全功。

三化汤为小承气汤加羌活。厚朴治上焦之满，枳实治中焦之满，大黄治下焦之满，羌活治其外风。服后便通则三焦之气无所阻塞，而复其传化之职，故取名三化汤。此方法在风邪中腑，便秘数日不行，邪气内实者方能一用。在风中经、中络之时，只宜宣之使散，误下则风邪乘虚袭人脏腑，酿患无穷。中脏之候，多为平素积虚，脏真不守，切勿乱投攻下之剂。

大秦艽汤为六经中风之通剂。秦艽治阳明、太阳、厥阴、少阳四经之风邪，为君药。防风治诸风，羌活散太阳之风，白芷祛阳明之风。独活、细辛除少阴之风湿。川芎祛厥阴之风，苓术除太阳之风湿而化痰。风为阳邪化热，故取石膏清胃火，黄芩清气分风热，生地黄凉血中之风热，甘草以缓风邪，配当归、熟地黄、芍药，养血于散风之内，以济润风药之燥。

（2）针灸治疗

治法：涤腑豁痰息风。

处方：百会、风府、大陵、太冲、阳陵泉、足三里、合谷。

大便秘结加支沟、照海。牙关紧闭加颊车、下关。闭证加十宣、水沟。

方义：百会、风府是督脉的腧穴，布于头脑部，为治疗头脑疾患不可缺少的穴位。另一方面，百会是手足三阳经、督脉、足厥阴肝经八经的会穴，风府是足太阳膀胱经、阳维脉、督脉三经的会穴，为此，二穴配伍不但能治外风侵袭于诸阳经而出现的恶风发热、自汗头疼等症，且能治疗肝风等引起的昏厥、抽搐、头晕等症。《行针指要歌》有"或针风，先向风府百会中"的经验记载。太冲属足厥阴肝经，大陵属手厥阴心包经，二穴均为厥阴经之输穴，五行同属土，且皆为原穴，二穴配伍属手足同气相应配穴法。中腑之证，主要是胆有余而为患。胆五行属木，心包属火，木能生火，火为木之子，根据实则泻其子的原则，取手厥阴心包经之大陵穴，可泻其胆腑之热。根据"腑病取合穴"的理论，故取足少阳胆经的合穴阳陵泉。足少阳胆经与足厥阴肝经相表里，太冲属足厥阴肝经，阳陵泉属足少阳胆经，大陵属手厥阴心包经，以胆论治，是表里母子综合配穴之法。胆无出路必借胃肠腑道而泻其余气，取用足三里不但能通涤胃腑痰热，而且符合"泻胆必通胃"的理论，再配合谷以通肠道，使胆胃风痰外出有路可通。

支沟为手少阳三焦经火穴，三焦属相火，支沟是火中之火穴，有泻火作用。足少阴肾经五行属水，照海属足少阴肾经腧

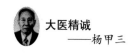
穴，也是阴跷脉的起点穴，有补水的作用，二穴配用泻火保液、补益生津而治便秘。

颊车位于下颌角的前上方，张口有陷凹，咀嚼时咬肌隆起处。下关位于耳前颧弓之下缘，下颌骨髁状突起之前上方陷凹处。颊车在咬肌部，下关在颌关节部，根据临床体会，以上二穴对由筋肉痉挛引起的牙关紧闭，确能起到局部缓解的作用。

十宣穴位于十指尖端，古人将气血运行在手指端比作水流之所出的地方，该处感觉最敏感，也就是疏通经气最快的腧穴，所以有通关开窍的作用；配督脉的水沟穴，以通肠、苏脑而加强开窍。这样以头肢配穴治疗中风闭证，对临床急救有重要价值。

4. 中脏

证候：跌仆昏迷，声如曳锯，半身不遂，面赤，脉弦劲或浮促。重则目合口开，手撒遗溺，汗如油珠，面色㿠白，手足逆冷，脉虚大无力。

（1）药物治疗

治法：安下清上。安下以摄纳肝肾真气，清上以甘凉不伤脾胃为原则。

方药：地黄饮子。药用熟地黄、巴戟天（去心）、山茱萸、肉苁蓉（酒洗）、附子（炮）、肉桂、石斛、茯苓、石菖蒲、远志、麦门冬、五味子、薄荷、生姜、大枣。

阳虚痰盛者，应扶阳运中化痰，宜用三生饮。

方解：熟地黄滋阴，山茱萸、五味子摄纳肝肾真气以安其下。麦门冬、石斛润肺清胃，滋水源而清其上。石菖蒲、远志、茯苓补心以通肾脏。面赤烦渴、痰涎上壅是上盛阳亢之症，故用巴戟天、肉苁蓉、附子、肉桂温补下元，返真元之火，而引火归原。

三生饮中人参、附子补气扶阳为君，佐以川乌温脾逐风，南

星散风除痰，木香顺气。此方既能补气扶阳，又能祛风化痰。上
药皆用生者取其猛峻，以求效速。

（2）针灸治疗

①阴亏火亢

治法：壮水涵木，清上安下。

处方：涌泉、关元、劳宫、百会、合谷、太冲、涌泉、关元。
关元加灸用补法，其他均用泻法。

方义：足少阴肾经之涌泉为井穴，五行属木，与足厥阴肝经
相关联，补涌泉是壮肾水涵肝木以安其下。关元为六阴六阳交关
之所，因其为元气之关隘而得名，是足三阴经、任脉四经之交会
穴，又是小肠之募穴，小肠与心相表里，在阴虚心火亢盛时取用
重灸，能引火归原。关元与涌泉配合，能摄纳肝肾真元，使浮阳
内风导引下归，使阳潜而风息。劳宫是手厥阴心包经的腧穴，性
属荥火，百会是诸阳经的交会穴，二穴同时用泻法，以泻其火而
清其上。手阳明经在天干属庚，为阳，合谷是手阳明经之原穴；
足厥阴肝经在天干属乙，为阴，太冲是足厥阴肝经之原穴。根据
阳刚阴柔的理论，合谷主阳和血，则阴升阳降，气行血和，使浮
阳摄以下降，阴血得以上奉。

②阳虚痰盛

治法：扶阳补气，运脾通胃。

处方：风府、百会、气海、中脘、足三里、三阴交、列缺、大陵。
针以脉起为度。脱证加灸神阙（隔盐灸），以汗收肢温为度。

方义：风府因治风病而得名，是治舌强不能言语的主要穴
位。百会是手足三阳经与督脉之交会穴，凡气虚而面色苍白者，
隔布温灸，能引清阳之气上布于头。气海为先天原气的要所，重
灸以补正气，与百会配用，达到扶阳补气的目的。手厥阴心包经
属火，取心包经的原穴大陵，再配足太阴脾经的三阴交以健运脾
土。列缺是手太阴肺经的络穴，肺主气，有理气化痰的作用。中

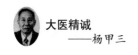

脘为胃之募与腑之会穴，凡是胃腑病均可取用。胃以通为补，故配足阳明胃经合穴足三里，加强通补的作用，使阳气足，脾运健，胃气通，则得以生气之本，以绝生痰之源。脱证加灸神阙穴是回阳救急之法。

5. 分期辨证

杨甲三教授认为，中风的病因病机为肾阴不足，水不涵木，横逆克脾，化风上逆，循太阳经上头至脑，风阳伤筋，发为偏瘫。在治疗上采用分期辨证立法处方，即将中风一病分为急性期和恢复期两种治疗方案。

（1）急性期用"清上补下法"，即清心肝之阳热于上为主，兼以调肝肾之阴于下。针灸取穴如下：

头部：风池、风府、百会、前顶、后顶、通天；

上肢：曲池、支沟、列缺、阳谷、八邪；

下肢：足三里、三阴交、昆仑、照海、八风。

针刺方法：两侧肢体同取，先针健侧，后取患侧。百会、前顶、后顶、通天用浅刺补法；风池、风府用泻法；曲池、阳谷、昆仑、八邪、八风用泻法；列缺、照海、足三里、三阴交、支沟用补法。其特点是重在泻火祛风，兼以补阴。

（2）恢复期的治疗用"补下清上法"，即以补肝肾之阴于下为主，兼以清心肝之阳于上。针灸取穴如下：

头部：风池、风府、百会、前顶、后顶、通天；

上肢：曲池、合谷、列缺、腕骨；

下肢：足三里、悬钟、太冲、三阴交、昆仑。

针刺方法：风池、风府用泻法；百会、前顶、后顶、通天用补法；列缺、腕骨、照海、支沟、足三里、太冲、三阴交、悬钟用补法；曲池、合谷、昆仑用泻法。

（3）其兼夹症的治疗，多在分期辨证的基础上灵活加减。

①夹痰湿者，加四门（中脘、天枢、气海）、章门等穴。

②兼阳虚者，加灸气海、关元、天窗、百会。

③兼阳亢者，加通里、解溪。

④指端浮肿者，加偏历、足临泣。

⑤摇晃者，加二脑（脑空、脑户）、申脉。

⑥神志失常者，加二神（神庭、本神）。

⑦四肢拘急者，加曲池透曲泽，曲泉透阴谷。

⑧偏盲者，加承光、率谷透颅息、头临泣。

⑨面瘫重者，加牵正、颧髎、地仓。

⑩伴有肩周炎者，加肩四针（肩前陵、肩髃、肩后陵、肩髎）。

据上述治疗方法可见其治疗特点如下：

①阴经阳经腧穴同时选用。充分体现了中医学中"善补阳者必欲阴中求阳，则阳得阴助而生化无穷，善补阴者必欲阳中求阴，则阴得阳升而泉源无竭""壮水之主，以制阳光""益火之源，以消阴翳"的治疗原则。

②重视头部腧穴，补泻兼施。由于中风病病位在头部，所以头部腧穴很重要。百会、前顶、后顶、通天用皮内浅刺补法，取其"从卫取气"之意；风池、风府用泻法，取其"从营置气"之意。可见运用头部腧穴补泻兼施，体现了辨证论治、整体观念等中医学的理论精华。

③不取肩髋关节的腧穴。杨甲三教授认为中风病病位在头而不在肢体，所以肢体取穴只是远道取穴，只取肘膝关节以下腧穴即可。

④兼症加减，用穴精当，配伍灵活。

【妙手回春】

井某，男，51岁，干部。

初诊：1994年7月4日。

患者于1994年1月5日在工作中突发头痛、头晕、恶心欲

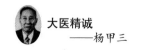

吐，随后右半身不遂，舌强，言语不利，呼之能应。经某医院急诊抢救治疗，病情平稳。CT诊断：左侧内囊出血，出血量约20ml。血压160/100mmHg。给予住院保守治疗，头痛、头晕消失，言语较前流利，右侧肢体无力，右手臂稍遇紧张则内收挛急，纳食不香，大便干，日行1次。舌暗苔黄而干，脉细微弦，尺弱。

诊断：中风（中经络）。

辨证：脾肾亏虚，心肝火旺。

治法：补上清下，益气活血。

针灸处方：神庭、本神、前顶、后顶、通天、曲池、合谷、阳谷、内庭、列缺、足三里、三阴交、太冲、金津、玉液。

刺法：神庭、本神、前顶、后顶、通天角度压式进针，用泻法；曲池、合谷、阳谷、内庭针用泻法；足三里、三阴交针用补法；太冲先泻后补，深刺透向涌泉。留针20～30分钟。金津、玉液三棱针点刺放血。每周2次。

二诊：1994年8月1日。

经遵上方治疗8次，患者言语清晰流畅，已能独立行走数十米，但仍乏力，口干，大便干。舌暗红苔薄黄，脉沉细。

针灸治疗去金津、玉液放血，加照海，针用补法。

配合益气阴、清里热之剂。

中药处方：

党　参 10g	麦门冬 10g	当　归 10g	五味子 8g
白　芍 15g	川　芎 6g	生地黄 15g	丹　参 10g
葛　根 10g	牛　膝 10g	泽　泻 10g	石菖蒲 10g
郁　金 10g	桃　仁 10g		

7剂，水煎服，日1剂。

上药加减共服14剂，精神已振，口不干，大便调。又针灸配八邪、内关等穴调治月余，前后共治疗23次，诸症皆平。患者生活基本自理，右手已能持钥匙开门。

按语： 中风之因虽多，但总体病机乃下虚上实，肝、脾、肾亏于下，心、肝之火炽于上。故临床常用补下清上之协定方。方中神庭、本神、前顶、后顶、通天醒神开窍；曲池、合谷、阳谷分别清泻阳明、太阳之火；列缺通于肾，与足三里、太冲共补肾、脾、肝三脏。本例患者气阴不足，兼有里热，故酌配汤药以助针灸之功。针药并用，以求速效。

二、头痛

杨甲三教授在诊治头痛时注重辨别头痛的病因。引起头痛的原因很多，虽然可以给予对症止痛处理，但对于某些继发于其他疾病的头痛还要从病因入手予以治疗，以免头痛医头。如颈椎病引起的肌紧张性头痛必须同时治疗颈椎病；青光眼引起的头痛如不针对青光眼治疗也很难缓解头痛；如果是蛛网膜下腔出血引起的头痛，更应注意原发病诊断，以免贻误病情。

可以引起头痛的病因很多，这里讨论的是以头痛为主要症状的疾病。伤寒、外科、五官科等所致头痛不在此叙述。

【病因病机】

1. 外因：外因以风为主，一般分为风寒、风湿、风热，均系外邪袭于络与气血相搏，气血循行失常，营卫不和所致。

2. 内因

（1）上虚：头为天象，六腑清阳之气与五脏精华之血皆会于此，如七情过度，劳倦不已，以及房事所伤，以致伤气损血，则清阳之气、精华之血不能上布于首，头失其养，此为上虚。

（2）上盛：胃气积热或脾失健运，痰湿凝聚，痰浊上逆，干犯清道，壅遏为痛。

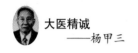

（3）上盛下虚：肝肾内亏，水不制火，相火内炽，上炎于头，妨碍清气上升。

【诊断与鉴别】

邪入太阳，头项巅脑发际作痛。邪入阳明，咳哕，心烦，痞满，额前作痛。邪入少阳，时寒时热，鬓边作痛。邪入少阴，头痛连胲骨，心疼烦闷。邪入厥阴，干呕涎沫，痛在巅顶。

攻痛恶心属风寒。头痛而重属风湿。头脑胀痛属风热。空痛眩晕属气虚。刺痛引眉属血虚。头痛胀晕属肝阳上亢。额痛口臭属积热。头痛呕吐属痰湿。

【辨证论治】

（一）外因头痛

风寒头痛证候：头痛恶心，鼻塞流涕，痛在头项，不口渴。苔白腻，脉浮紧。

风湿头痛证候：头痛而重，鼻流浊涕，痛多在前额及后枕部，脘闷。苔腻。

风热头痛证候：头脑胀痛，恶热口渴，自汗咽痛，小便短赤。脉弦数。

（1）药物治疗

治法：疏风散寒，胜湿清热。

方药：川芎茶调散。药用防风、荆芥、细辛、白芷、薄荷、川芎、甘草、茶叶、羌活。

湿盛倍量羌活，加蔓荆子、茯苓。寒盛者倍细辛、川芎。热盛者加黄连、黄芩，减细辛、白芷。

方解：防风、荆芥为风药，解表散寒为主。羌活治太阳头痛，白芷治阳明头痛，川芎治少阳头痛，细辛治少阴头痛。风主阳邪，故辅以薄荷、茶叶上清头目，甘草之甘味以缓中。

风湿者，倍量羌活、茯苓以化表里之湿邪。风热者，减细辛、白芷之香燥，加黄芩、黄连之苦寒而清其热。

（2）针灸治疗

治法：疏风化湿，泻火清热。

以疏解风邪为主，辅取太阳经腧穴化湿，取阳明、少阳二经腧穴泻火清热。

处方：三风、印堂、太阳、合谷。

风湿与邪入太阳经加昆仑、后溪。风热者，邪入阳明经，加足三里、劳宫。邪入厥阴经加太冲、百会。邪入少阳经加阳陵泉、支沟。邪入少阴经加太溪。寒者加灸局部以温散其寒。

方义：三风，即风门、风池、风府，均在项背部，有疏散风邪的作用。印堂、太阳位在头面部，施用圆利针放血，可祛瘀生新，通经活血，使局部经络循行通畅，达到通则不痛的目的。手阳明大肠经沿体表循行，由手指到头面，依据"经脉所通，主治所在"，取该经手部的合谷治头面疾病。风湿先由太阳经侵入，故取手足太阳经之昆仑、后溪治疗邪入太阳经的头痛。以足阳明胃经之足三里，治邪入阳明经的头痛。风热是阳邪，故取手厥阴心包经的荥火穴劳宫，施用泻法以泻其热。太冲是足厥阴肝经之原穴，百会是督脉与足厥阴经之会穴，故治厥阴经头痛。支沟属手少阳三焦经，阳陵泉属足少阳胆经，故治邪入少阳经头痛。太溪属足少阴肾经，故用于少阴经头痛。

（二）内因头痛

1. 上虚

证候：头部空痛，痛兼头晕，遇劳即发，倦怠神衰。偏于气虚者，畏寒气短，面色苍白，舌淡苔少，脉浮弱；偏于血虚者，头痛连鱼尾，面色萎黄，唇甲苍白，或心悸怔忡，脉细涩。

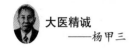
（1）药物治疗

治法：补气益血，升阳和阴。

方药：补中益气汤加味。药用人参、白术、茯苓、甘草、黄芪、当归、陈皮、生姜、大枣、升麻、柴胡、川芎、细辛。

血虚加生地黄、沙参。

方解：诸虚不足，先健其脾，故以白术、陈皮、甘草、茯苓健脾和中。人参补气，黄芪固表，姜枣和营卫，使里健气足，表固卫强而治其本。阳升则万物生，阴生则浊阴降，故用少量升麻、柴胡升举清阳（如表不固而汗不敛者，升、柴可以不用，气主升，补气就有升举的作用），当归、川芎之补血生阴。细辛温经止痛。阴津是生血之源，故血虚者加生地黄、沙参滋阴津以补营血。

（2）针灸治疗

治法：培土补元，引升阳气。

取背俞以脾论治，培后天补元气以治其本，佐取局部加灸引升阳气。

处方：脾俞、肾俞、肝俞、风池、太阳、百会。

方义：取脾俞以健脾胃。肾俞是肾气输注之处，重灸补肾阳以壮命门之火，使火能生土。脾土病必防肝木侮乘，故取肝俞柔肝木以助健脾。佐取头项部之风池、顶部之百会、前额侧部之太阳加灸，引导清阳上升于头。

2. 上盛

证候：头额作痛，恶心欲吐，口渴口臭，小便赤涩。苔白腻或黄腻，脉滑数。

（1）药物治疗

治法：辛温燥湿，平降胃气，清泻湿热。

方药：栀连平胃散。药用山栀子、黄连、苍术、厚朴、陈皮、甘草。

方解：脾恶湿喜燥，故以苍术之辛温燥湿。胃以降为顺，故以厚朴之苦降泄其实满。辅以陈皮行气化痰，甘草和中缓急，山栀、黄连清热，使脾气健运，胃气和降，湿热痰浊得以下降，则清阳之气上升，头痛自愈矣。

（2）针灸治疗

治法：通腑清头。

取阳明经穴以通腑浊，佐取局部穴放血以清头。

处方：足三里、合谷、天枢、中脘、头维、印堂。

方义：取足阳明胃经之足三里以降胃气，手阳明大肠经之合谷通腑气而清头面。头首气血壅滞、气血循行不畅则痛，故取头角部之头维、前鬓际之上星、眉间之印堂施以圆利针放血，减轻局部气血之壅滞。

3. 下虚上盛

证候：头痛胀晕，睡眠不宁，烦躁易怒，用脑过甚则痛益甚，面颊红赤，舌赤少苔，脉细弦。

（1）药物治疗

治法：壮水制阳。

方药：六味地黄丸加味。药用熟地黄、山茱萸、山药、泽泻、丹皮、茯苓、甘草、白芍。

方解：熟地黄滋阴补肾，山茱萸涩精秘气，山药清虚热于肺脾，三药为伍有壮水之主以制阳光之用。泽泻泄下焦水邪。肾水亏则水不涵木，致肝阳上越，故用白芍之酸味而敛之。甘草之甘味缓肝，牡丹皮泻君相之火，茯苓交通心肾，使阴水上奉而纳阳，君相之火下交于阴。

（2）针灸治疗

治法：壮水涵木，息火清上。

取三阴经肢体会穴，壮水涵木，使阴能纳阳，佐厥阴、阳明及局部穴息君相之火以清其上，使阳交于阴。

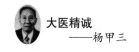
处方：三阴交、关元、大陵、风池、丝竹空、合谷。

方义：三阴交位于下肢内踝中点直上 3 寸，是肝、脾、肾三经之会穴；关元位于脐中心直下 3 寸，是肝、脾、肾、任脉四经之会穴。三阴交在下肢，关元在体腹，二穴伍用为足三阴经肢体会穴配穴法，有壮水涵木的作用。阴水不足，以致阴不纳阳，君相之火势必上越，故取手厥阴心包经之原穴大陵以清君火，取手少阳三焦经之丝竹空、足少阴胆经之风池以息少阳相火，辅取手阳明经之合谷上清头面之火。

【妙手回春】

王某，女，70 岁。

初诊：1992 年 9 月 4 日。

患者缘左侧偏头痛 3 天而就诊。患者 3 天前无明显原因突发左侧偏头痛，疼痛剧烈，呈阵发性跳痛，每次持续数分钟，发作频繁，伴心悸、眠差、纳可，大便干，小便黄，舌质红，苔薄白，脉弦细。血压 130/90mmHg。既往无特殊记载。

诊断：

中医：偏头痛（肝阳化风兼肝肾阴虚）。

西医：神经血管性头痛。

治法：平肝息风兼滋补肝肾。

针灸处方：左侧外关、足临泣、列缺、风池、阿是穴。

针刺方法：外关直刺到内关，泻法；足临泣直刺 0.2 寸，泻法；列缺向手方向斜刺 0.2 寸，补法；风池向对侧眼球斜刺 1.2 寸，平补平泻；阿是穴，找最痛之处予多针浅刺，泻法。

方义：外关、足临泣是八脉交会穴中的一对配穴，有平肝息风作用；列缺为四总穴之一，"头项寻列缺"，且列缺可滋阴补肾（肺肾金水相生）；风池为足少阳胆经经穴，可平肝息风；局部阿是穴多针浅刺，使邪去络通，通则不痛。

二诊：1992 年 9 月 5 日。

患者头痛明显减轻，效不更方。

三诊：1992 年 9 月 7 日。

头痛自第 2 次针后至此已不发作，巩固治疗 1 次。

按语： 外关、足临泣是偏头痛治疗中最常用的一对配穴，只要辨证准确，手法得当，往往会收到很好的效果。

三、眩晕

【病因病机】

1. 阳虚：忧思伤脾，以致生成气血功能失常，心无所养，清阳无能上布于首，发为头晕。

2. 阴虚：肝内藏血不足，如吐血、血崩、产后失血过多，以致阴血亏损，则肝阴不足，肝阳上亢，上浮扰脑，发为眩晕；或房室不节，肾精亏损，水不涵木，肝属风木，风木内动，风逆上犯，发为头晕。

3. 痰湿：痰湿内阻中州，浊气上冲，扰乱清阳，发为眩晕；或痰郁生热，化火内动上犯，发为目眩。

【诊断与鉴别】

阳虚者，早起眩晕，肢冷面白，精亏，日晡面红，眩晕耳鸣。血虚者，日晡眩晕，少卧略安。湿痰者，眩晕欲吐，头重胸痞。痰火者，头晕胀痛，心烦口苦。

【注意事项】

本病的病因很多，但在临床上一般以肝肾不足，水不涵木，以致风阳上扰为多见，甚则可以晕倒，每为中风之先兆，故朱丹

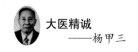

溪认为："眩晕是中风之渐。"用药以天麻钩藤饮为主，方中之天麻、钩藤、生石决明平肝息风，山栀、黄芩清上，牛膝、杜仲安下，益母草活血行气，桑寄生补肝肾坚筋骨，夜交藤、朱茯神交通心肾。气虚加人参之补益。血虚加当归、川芎以补血。痰湿加白术、半夏、茯苓燥湿化痰。精亏加鹿茸之壮阳、龟板之填阴。

本病一般是肝阳偏旺，肾阴亏损，上盛下虚为患，除阳虚血亏之证宜于灸治外，其他原因妄灸头部，徒增上盛。

【辨证论治】

1. 阳虚

证候：面色㿠白无华，皮肤头发不泽，身体倦怠，懒言眩晕，心悸气短，大便溏泻，舌淡，脉细涩。

（1）药物治疗

治法：补脾升阳。

方药：补中益气汤。药用黄芪、人参、炙甘草、炒白术、陈皮、当归、升麻、柴胡。

方解：黄芪性甘温，气薄味厚，升少降多，入手足太阳以补脾肺二经之气，同人参配用，能补五脏诸虚，为君药。佐以白术补胃理气，使脾胃得以健旺，则土能生金，肺金之气充沛，五脏六腑皮肉筋骨之气亦能随着增加。升麻、柴胡补黄芪升少降多之不足，以鼓舞胃中清气迅速上升于首而加强疗效。脾胃气虚，营血亦亏，血减则心无所养，阴旺虽能生阴血，但还需当归之引导阳气，领入血分，以生阴血而养其心。

（2）针灸治疗

治法：培补脾胃，助阳补气，聪上窍。

处方：足三里、三阴交、大椎、气海、百会、风池。

方义：足三里是足阳明胃经之合土穴，为调和胃气之主要腧穴。三阴交是足太阴脾经的腧穴，又是肝、肾二经的合穴，也就是脾、肝、肾三经共有的腧穴，所以得名三阴交，故有健脾之功。脾胃相表里，足三里和三阴交同时取用，为阴阳表里配穴法，脾胃得以健旺，则生气血，滋养五脏六腑。督脉大椎穴是诸阳经的合穴，能助阳补气。人以元气为本，元气不伤虽疾不害，故取任脉之气海穴补气。头部百会是督脉与足厥阴肝经的合穴，风池属足少阳胆经，肝胆属风木，二穴配用不但平肝息风有卓效，同时针后加灸能引导清阳之气上腾聪上窍而愈眩晕。

2. 阴虚

（1）药物治疗

①血虚

证候：面色萎黄，眩晕气短，心悸失眠，四肢发麻，舌淡红，脉细数。

治法：补气养血。

血为气配，气之所丽，以血为荣，故本在血虚，治要在补气，气足则血行，血行于上，目得血而能视，耳得血而能闻，能视则自愈眼黑眩晕，能闻则何忧耳鸣哄之。

方药：人参养荣汤。药用人参、白术、白芍、茯苓、熟地黄、甘草、陈皮、桂心、远志、五味子、生姜、大枣。

方解：参、芪、五味子补肺，肺主气，气能生血，为阳生则阴长之义。甘、陈、苓、术健脾，脾健则能统血。熟地黄滋肾，肾藏精，精血相生，借远志通肾气，上达于心，心主血，桂心导诸药入营而生血，则脏腑交养得以互益。营与卫相依为伴，所以养营必须调卫，故加姜、枣而调和营卫。

②精亏

证候：精神委靡，体质羸弱，面色不华，腰酸腿软，健忘少寐，耳鸣，舌红赤无苔，脉细。

治法：清上温下。

阴虚于下，阳冒于上，上重下轻，上重者属热，心肝必有郁

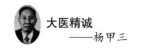
火，下轻者属寒，脾胃又为两亏，故熄养其上，温纳其下。

方药：加味六味地黄丸。药用六味地黄丸加天麻、生石决明。

方解：治肝虚不足风从内生，天麻是要药，故得名定风草；石决明息风，丹皮凉血，三药为伍，使浮阳内风得以熄养。熟地黄借火力蒸晒得太阳真火，为阴中之阳，确有坎离交通之妙用，蒸晒后变紫色为黑，能立入肾脏，填补真阳，转苦味为甘，故能培土，土厚载物，诸脏皆受其荫，为培养真阴真阳之总司。佐以山药之培土壮水，山茱萸之补肾益肝，肾气受益，则封藏有度，肝阴得养，疏泄无虑，由此培脾补将养肝，则下焦以温纳。泽泻入足太阳气分，性专利窍，窍利邪热自通，内无热郁则脏气和。用补药要兼泻邪，邪去则使补药得力，茯苓其性先升后降，先引息火之药力上行，亦能生津液，开腠理，滋水之上源，后接引温纳之剂归就肾经，由此上下水火得以互通，即所谓"阴平阳秘，精神乃治"。

（2）针灸治疗

治法：温下养上。

取足三阴经肢体会穴，以温纳其下，取手阳明经表里原络和局部配穴，掇养其上。

处方：关元、三阴交、合谷、列缺、风池、太阳。

血虚加脾俞。精亏加肾俞。

方义：关元是任脉、足三阴经的会穴，位于少腹部脐下3寸。三阴交是足三阴经的会穴，部位在下肢，内踝最高点直上3寸，胫骨后缘。二穴都是肝、脾、肾三经共有的穴位，都有益肝、补肾、健脾之功用。关元位于体，三阴交位于肢，此为肢体会穴配穴法。临床应用治阴虚为患是不可缺少的要穴，需针灸并用，使元阴温纳于下。

合谷是手阳明大肠之原穴，该经循行从手走向头面，根据"经脉所通，主治所在"的理论，能治疗头面疾患。列缺是手太阴肺经的络穴，肺生气，气为血之帅，补养阴血，皆赖于气之充足，才能使阴血上奉于头面，濡养上窍。手阳明大肠经与手太阴肺经互为阴阳表里，五行属金，这种原络配穴法能清头面之热，金能生水，故又有壮水滋阴的作用，配以颈部的风池穴、头颞部的太阳穴以养阴息风。

血虚者加脾俞以统其血，精亏者加肾俞以养阴水。

3. 痰湿

证候：眩晕兼头重如蒙，胸脘痞闷，恶心欲吐，多梦易惊，痰多苔腻，脉弦滑。痰火则见眩晕兼头脑胀痛，心烦心悸，口苦嘈杂，苔黄腻，脉弦滑而数。

（1）药物治疗

治法：健脾利湿。

健运中州，以利水湿从小便排泄，使上逆心火得以下交，其眩晕自愈。

方药：半夏白术汤。药用半夏、白术、天麻、陈皮、神曲、茯苓、木通、泽泻。痰火加黄连。

方解：半夏燥湿健脾豁痰，白术入脾、胃二经，二药为伍有健脾燥湿豁痰的作用。佐以天麻息虚风内作，神曲荡胃中气滞，陈皮调气升阳。脾为生痰之源，肺为贮痰之器，脾胃之气通则不生痰。健脾燥湿的同时，须加利水清热之品。茯苓、木通其性能升能降，上能通心清肺达九窍，生津液，开腠理，滋水之上源，下能通调水道，利水降火。泽泻入足太阳膀胱经气分，性专利窍，使诸经之湿热皆从小便泄去。窍利则神识清，湿散则浊痰去。痰火者加黄连，以其苦燥之性清头目而去湿热。

（2）针灸治疗

治法：健中运湿，息风。

取足阳明胃经募穴与合穴，健运中州以逐湿痰，佐取手阳明经和局部以清息其风。

处方：中脘、足三里、合谷、风池、丝竹空、百会。

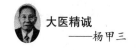
方义：中脘是腑会，又是胃之募穴，有健运中州、通涤腑浊的作用，配足阳明胃经合土之足三里，降浊导滞而襄助中脘，以利运行而化痰湿。合谷是手阳明大肠经的原穴，原主气，有清气的作用，配息风之风池，清头目之丝竹空，以达清气息风、利湿化痰的目的。

【妙手回春】

宋某，男，59 岁。

初诊：1996 年 4 月 2 日。

患者素有高血压病，后患脑梗塞而言语欠清，右侧肢体欠利。10 余天前因生气后出现头晕，伴腰膝酸软，夜寐不宁，纳食好，二便调，舌质暗淡，苔薄，脉弦细。血压 200/100mmHg。

辨证：阴虚肝旺（上盛下虚，瘀血阻络）。

治法：清上补下，化瘀通络。

针灸处方：风池、大椎、头三神、百会、外关、列缺、合谷、太冲、足三里、绝骨。

针刺方法：均双侧取穴，先针健侧，后针患侧。风池、大椎针用泻法，不留针。头三神、百会用连续压进针法进针，并用泻法。外关针用泻法，列缺、足三里、绝骨针用补法，合谷、太冲用平补平泻法。留针 30 分钟，每周 2 次。

中药处方：

天　麻 10g	黄　芪 15g	党　参 10g	丹　参 15g
茯　苓 10g	泽　泻 10g	丹　皮 10g	当　归 10g
升　麻 3g	柴　胡 3g	陈　皮 6g	甘　草 5g
牛　膝 10g	夏枯草 10g	珍珠母 20g	

7 剂，水煎服，日 1 剂，分 2 次早晚服。

二诊：1996 年 4 月 19 日。

经 5 次针灸后，眩晕已止，睡眠好转，血压逐降，今测血压

170/90mmHg，未服降压药。嘱患者畅情志，少劳累，坚持治疗。停服汤药，单纯针灸。

三诊： 1996 年 4 月 26 日。

头晕未作，腰膝酸软症状减轻，血压 130/90mmHg。

按语： 针刺降压确有实效。以风池、大椎用泻法，清泻肝胆上亢之阳，头三神、百会调神息风以清上。合谷、太冲均为原穴，原穴主治性能不仅具有祛邪之力，更有补虚扶正的特点，二穴相合，阴阳上下，刚柔相济，更具有养血理气、平肝息风之功，且补中有泻。然列缺为肺络，取金能生水之意，以补肾气，肝肾同源，达肝肾双补。全方合用，清上补下，化瘀通络，而眩晕得止。

四、痫证

【病因病机】

杨甲三教授通过学习历代文献，加之临床观察，将此病之病因病机重点放在痰火内盛，蒙蔽清窍。风痰厥逆，先天或后天受惊恐，恐则气下，惊则气乱，恐气归肾，惊气归心，并于心肾则火不生土，水不涵木，肝木生风，脾土生痰，风痰相搏，酿成痰涎，内乱神明，外闭经络，因痰有聚散，故病间歇发作。

本证的形成或由七情失调，饮食不节，劳累过度，或由他病致脏腑失调，痰浊阻滞，气机逆乱，风阳内动而致。

1.七情失调：突受惊恐，气机逆乱，升降失职，脏腑受损，病攻肝肾，而阴不敛阳，内风骤升。或脾胃受损，精微不布，痰浊内聚，或随气逆，或随火炎，或随风动，蒙蔽心神清窍，而作痫证。小儿元气未充，神气怯弱，且为纯阳之体，更易受惊恐，惊则气乱，恐则气下，气机逆乱，随阳化风，因而痫证多矣。

2.先天因素：小儿痫证与先天因素关系密切。受孕之时，母体受惊，气机逆乱，精伤而肾亏，恐则精却，或多食肥甘，内生痰湿，化热化风，均可使胎儿在胎内发育受到影响，素体热盛，易生痫证。

3.脑部外伤：跌仆撞击，或生产时胎头受损，头为脑之府，脑主元神，脑窍受损，神无所舍，逆乱为病，气血瘀阻，则脉络不和，肢体抽搐，而发癫痫。

【诊断与鉴别】

1.与癫、狂鉴别：癫为语言错乱，秽浊不分；狂为狂妄，刚暴，骂詈；痫为发作无时，突然昏倒，四肢抽搐，口流涎沫，并发出异常声音，醒后如常人。

2.与中风鉴别：中风发作，仆地无声，昏不识人，伴肢体瘫痪，口眼歪斜，言语謇涩，通常不能自醒，醒后常留后遗症。痫证时发时止，醒后如常人。

3.与痉证相鉴别：痉证以颈项强直、肢体僵硬、角弓反张为特点，虽也时发时止，但不发异声，不吐涎沫，一般不能自然苏醒。

4.与厥证相鉴别：厥证也以突然昏仆、意识不清为主症，但常伴有四肢冰冷。

【注意事项】

1.病后发痫证，神脱目瞪，发时遗尿者病较重，有危险，应及时抢救。

2.痫证发作形式多种多样，应对癫痫之西医学知识有一定了解，以免误诊、漏诊。并应在治疗时对不同类型癫痫的特点予以注意。

3.癫痫发作时可取水沟、涌泉、百会、合谷、太冲等穴，百会穴可灸，以开窍醒神。

4.癫痫无论虚实，都应不忘息风化痰。盖风痰为病的主因，切不可只扶正补虚，否则风痰未祛，闭郁于内，化火亢盛，而加重病情。

5.注意间歇期的生理调护，避免劳累及精神刺激，忌食羊肉，忌酒。

【辨证论治】

1.实证

证候：发作时突然昏仆，抽搐吐涎，神志不清，两目上视，牙关紧闭。痰浊壅盛者可伴眩晕，胸闷，神疲，舌苔白腻，脉弦滑。痰火内盛可见心烦易怒，失眠，便秘，舌红苔黄腻，脉弦滑数。

（1）药物治疗

治法：息风化痰，和胃降浊。

方药：顺气导痰汤。药用姜半夏、陈皮、茯苓、甘草、胆南星、枳实、木香、香附、石菖蒲。

痰火盛加用石决明、钩藤、竹沥、黄连；便秘加大黄。

方解：胆南星温胆化息风痰。痫病久发，痰必胶固，辅以枳实之冲墙倒壁之力而助胆南星以化顽痰。痰由湿生，湿去则痰消，故用半夏燥湿，茯苓渗湿，甘草和胃以除痰源。痰因气滞而成，气顺则痰降，故以陈皮、木香、香附利气，气顺则一身之津液随气而运，不致聚而生痰。石菖蒲开心窍，使心神不为痰蒙。痰火内盛可加用石决明、钩藤、竹沥、黄连清热息风。便秘可加大黄泄热通便，使痰热有去路排出。

（2）针灸治疗

治法：息风化痰，安神定志。

以手足厥阴、足太阴及任脉、督脉经穴为主。

处方：内关、太冲、中脘、气海、三阴交、丰隆、风府、风池。

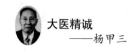
方义：内关为手厥阴心包经腧穴，心窍被蒙，心包代心行事，故取手厥阴心包经之内关以清心开窍降逆；太冲为足厥阴肝经之原穴，调肝以潜阳；中脘、气海理气化痰；丰隆为足三阴经交会穴，调肝脾肾，以绝生痰之源；风池、风府为祛风之专穴。诸穴合用，使风息痰祛，气血平和，逆乱得降，痫无以为发。

2. 虚证

证候：痫证发作日久，抽搐强度减弱，精神委靡，神疲乏力，头晕失眠，面色不华，食少痰多，腰膝酸软，舌淡少苔，脉细无力。

（1）药物治疗

治法：扶正固本，补益心肾，健脾化痰。

方药：大补元煎合六君子汤加减。药用党参、山药、熟地、杜仲、枸杞子、当归、山茱萸、茯苓、白术、陈皮、半夏、炙甘草、石菖蒲、远志。

方解：党参、甘草补气养心。熟地、枸杞子、杜仲补肾。茯苓、白术、党参、甘草为四君子汤，益气健脾。陈皮、半夏、茯苓、甘草又为二陈汤，燥湿化痰。石菖蒲、远志宁心开窍。

（2）针灸治疗

治法：脏虚取背俞，痰浊取腹募，标本兼治。

处方：心俞、肝肾、脾俞、日月、中脘、足三里、后溪、申脉。

方义：癫痫一证多由惊恐而生，受惊则心病，心火不能生脾土，运化失常，积湿成痰，故取心俞、脾俞培补心脾，以杜痰源；受恐则肾病，肾水不能涵肝木，故取肝俞、肾俞补肾调肝，以息其风。背俞治脏病、虚证，故诸脏俞可补脏气，和阴阳。虽为虚证，病发时仍夹有痰实，故补虚同时，取足阳明胃经之合穴足三里、胃之募穴中脘以理气降逆化痰，取胆之募穴日月以清利肝胆，息风清热。后溪通督脉入脑，开窍醒神。

【妙手回春】

刘某，女，20岁，学生。

初诊：1996年3月29日。

患者5年前因夜出受惊，后精神不振，10余天后行走时突然昏倒在地，不省人事，四肢抽搐，口吐白沫，牙关紧闭，口中发出鸣叫声，3～5分钟后苏醒，醒后头目昏沉，乏力。此后每半年发作1次。近2年来发作日益频繁，或10余天1次，或3～5天1次，经服用鲁米那、苯妥英钠等疗效不显著，前来针灸治疗。胸中满闷，纳呆，月经前后不定，面色㿠白，神疲乏力，二便尚调，舌淡苔白腻，脉滑。

诊断：痫证。

辨证：痰气郁结。

治法：安神通督，理气化痰。

针灸处方：大椎、身柱、本神、神庭、四神聪、中脘、天枢、气海、申脉、三阴交、足三里。

针刺方法：大椎、身柱速刺不留针用泻法；本神、神庭、四神聪斜刺用泻法；中脘、天枢、气海平补平泻；补足三里，泻申脉。留针20～30分钟，每周2次。

二诊：1996年4月3日。

经2次治疗，近几日未发作，胸脘满闷较前缓解减轻，食欲见增，精神亦有改善，眠差，舌苔变薄，脉滑。继上法治疗。

三诊：1996年6月10日。

经2个月治疗，发作频率明显减少，治疗期间共发作2次，睡眠安香，纳食大增，舌苔变薄，脉仍见滑。上方去本神、神庭、四神聪、申脉，加外关、足临泣。改每周1次。

至1996年10月，经半年调治，患者未见发作，月经亦调，脉症俱平。后随访2年未见复发。

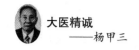

按语： 该患者因受惊气机逆乱诱发，痰气瘀阻中焦，升降失常，运化失司，痰气走窜经络，蒙蔽清窍而发此病。治疗以安神通督治其标，穴取大椎、身柱、头三神（本神、神庭、四神聪）等；理气化痰解郁治其本，穴取四门（中脘、天枢、气海）、三阴交、足三里等。频发期配后溪、申脉加强通督之功，稳定期则以调理气机为务，用外关、足临泣调畅阳分气机。

魏某，女，12 岁。

初诊： 1992 年 9 月 28 日。

突发性失神及左侧肢体抽搐反复发作 6 年。患者 6 岁时无明显原因出现左侧口角和手足抽动，失神，持续时间短暂，数分钟后停止，反复发作多次，到某医院就诊，脑电图提示"重度异常"，符合癫痫之脑电图特征，诊为癫痫，遂口服鲁米那和中药治疗，效不显。曾查头颅 CT 未发现异常。核磁共振成像提示：左侧枕顶部灰白质分布不均。坚持口服鲁米那治疗半年，后因效果欠佳而改用痛可灵，但仍无明显效果。经人介绍来我院治疗。刻下症见表情淡漠，双目无神，心情急躁易怒，平素每日至少有 1 次癫痫发作，情绪不好时每日发作可达 5～6 次，以失神为主，表现为突然发生和突然休止的意识丧失，双目凝视，茫然若失，呼之不应，一次可持续数秒，而后意识立即恢复正常，对发作无记忆，仍可继续原来的动作语言，或偶有左侧肢体抽动，意识清醒，一般在几分钟内恢复正常。纳食不香，睡梦咬牙，大便干如羊屎状，3～4 日一行，小便调。舌质红，苔黄微腻，脉弦滑。患者于出生时曾有窒息。

诊断：

中医：痫证（风痰阻络，蒙蔽清窍）。

西医：癫痫（小发作和局限运动性发作）。

治法：息风化痰，开窍醒神，安神定志。

针灸处方：外关、足临泣、风池、大椎、本神、神庭、四神聪、天枢、中脘、气海。

针刺方法：外关先刺至肌肉浅层行平补平泻，以理气，而后透至内关用泻法，中等强度刺激；足临泣直刺 0.5 寸，泻法，中等强度刺激；风池向鼻尖方向刺 0.5～0.8 寸，大椎直刺 0.5～0.8 寸，均用泻法，中等强度刺激，不留针（可在余穴起针后刺）；本神、神庭、四神聪平刺 0.1～0.3 寸至皮下，中等强度刺激，平补平泻；天枢直刺 0.8～1.2 寸，中等强度刺激，泻法；中脘直刺 0.8～1.2 寸，气海直刺 0.8～1.2 寸，两穴均为平补平泻，中等强度刺激。

方义：外关为手少阳三焦经之络穴，手少阳主气所生病，功可理气化痰，深刺至手厥阴心包经之内关穴时，亦可治神志病，足临泣可疏肝利胆，调节情志，二穴相配疏肝理气，息风化痰；风池为足少阳胆经经穴，为祛风要穴；大椎属督脉，为诸阳之会，督脉直接入脑，故可宣通阳气，定志安神；本神为足少阳、阳维之会，广泛治疗各种神志病，少阳经风、火、痰所致之神志病变均可用之，神庭为足太阳、督脉之会，治疗神志病变效果颇佳，二穴相配，安神定志息风；脾为生痰之源，脾、胃相互表里，而足阳明胃经上头面，故取胃募中脘，治胃必通肠，故取大肠募穴天枢，化痰必理气，故取诸气之海气海，四穴合称四门，功可化痰理气，健脾和胃，起到"心胃同治"之效。

依上法隔日治疗 1 次，每次留针 30 分钟，直到 1992 年 10 月 8 日一直未犯癫痫。10 月 9 日患者在外候诊时，突发口角及左侧手足抽搐，但意识清楚。急将患儿抬至床上，用指压水沟、合谷、太冲、后溪、申脉等穴，10 分钟后缓解，令其休息片刻后仍按前法治疗，病情又归于平稳。一直至 11 月 8 日因情绪欠佳，在吃中饭时又失神发作 1 次，这之后至随访时尚未再次发作。患者于 1993 年 1 月 7 日复查脑电图，与 1992 年 9 月 25 日所查脑

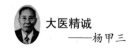

电图比较，有明显好转。患者精神状态转佳，双目有神，情绪也不似从前暴躁，身体逐渐健壮，饮食睡眠转佳。从1993年3月29日开始，逐渐减少痛可灵用量，希望能完全停用抗癫痫药物，靠针刺治疗来控制癫痫的发作。

按语： 癫痫是一种反复发作性的暂时性中枢神经系统功能失常的疾病。发作时由于发病急、时间短，门诊较少遇到，一旦遇到可针刺或指压水沟、涌泉、合谷、太冲、后溪、申脉，以开窍醒神，息风止痉。平时的治疗应从风痰立论，以息风化痰、安神定志为法。处方可分为三组：①息风：风池、大椎、足临泣；②化痰理气：外关、天枢、中脘、气海；③定志安神：本神、神庭、四神聪。在对癫痫的治疗方法中，许多人不惯用后溪、申脉（或照海），但杨甲三教授认为发作时可用后溪、申脉，平时治疗则应用外关、足临泣，此对配穴与癫痫风痰之病机相符，乃治本之法。癫痫属顽疾，应长期坚持治疗，原来服用之抗癫痫药不可骤然停掉，减药时间不可过，且越到最后减得宜越慢，需经过1年以上的减量过程最后停掉。因为癫痫病因难以根除，所以多年未发作并非说明癫痫病已经根治，需要特别注意坚持治疗。

五、胃痛

【病因病机】

胃痛即上腹部疼痛，古代有"心痛"及"胃脘痛"等名称。该病多伴有痞满嗳噫等"气"的症状，故称"肝胃气痛"。病因多为七情郁结、脾胃虚寒、饮食不节等。凡七情过甚，每易引起肝气郁结，肝失条达，气滞不舒，肝气横逆犯胃则胃病。亦有久郁化火，由伤气或及血分，如是则发作频繁，缠绵难愈。寒主收束，主凝聚，虚则气血运行不利。脾主运，胃主纳，脾胃虚则健运纳谷之功能减退，水运内停，痰饮不化，阻于中焦，不通则痛。大饱伤脾，过饥暴饮则伤胃，以致脾胃运化失常，消化食物不及，食滞内停致病。另外，虫积、岚瘴均能使脾胃气机升降失常，气血内乱为痛。

【诊断与鉴别】

胀而攻痛，属气滞。锥刺便酱，属瘀血。痛迫烦躁，属火郁。久痛舌红，属阴伤。喜按神疲，属阳虚。痛呕清水，属寒重。胀痛水声，属痰饮。满痛嗳气，属伤食。痛时吐涎，属虫积。

【注意事项】

胃痛与神志、饮食、保暖及本体虚寒的关系最大，故治疗中的患者，应保持心情舒畅，饮食切忌生硬，身体最宜保暖，必须加以注意。胃病止后，不可认为已痊愈。大致新病之后，遗留气滞者居多，如表现食减、胸闷、消化不良等症状；久病脾胃虚损者不少，如表现饮食不知饥饿、不欲饮食、神疲乏力等症状。均应注意，必须彻底消除而后已。

【辨证论治】

1. 七情郁结

证候：胃脘胀满而痛，攻冲连胁，按则转缓，嗳气频繁，不欲纳食，苔白腻，脉沉弦，或吐酸，大便干燥，色酱黄或黑色。

（1）药物治疗

治法：疏肝理气，通胃降逆，止痛。

肝气横逆，犯胃克脾，通降失司，肝为刚脏，故以疏肝为宜。腑泻而不藏，胃以通为补，故宜通胃。参以理气以协肝胃气

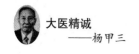
机升降趋于正常。

方药：逍遥散加味。药用柴胡、白芍、当归、香附、陈皮、枳壳。

痛势攻冲急迫，口干无苔，呕酸烦躁，脉弦数，加左金丸、山栀。面部潮红加牡丹皮。大便干坚加瓜蒌仁、枳实。痛如锥刺，痛定不移，大便酱黄或黑色，加延胡索、五灵脂、清阿胶。

方解：柴胡、白芍、当归疏肝和阴，补血养肝，而使木得条达。肝木盛则土衰，故以培土植木之法，用白术、甘草和中补上以缓肝木。煨姜、薄荷健胃调中，疏肝解郁。腑以通为补，胃宜降则和，故以枳壳通胃阳之气。茯苓利湿热而通小便。参以香附、陈皮以理气，使气机通畅则不痛。痛势急迫，呕酸烦躁者，属肝胆郁火，以左金丸加山栀以泄肝火。面部潮红者加牡丹皮以清虚热。痛如锥刺，痛定不移，大便酱黄或黑色属瘀血，加延胡索、五灵脂、清阿胶化瘀止血。

（2）针灸治疗

治法：疏肝理中通腑。

取肝之募穴与手厥阴心包经经金穴以疏柔肝气，取手足阳明经原穴、合穴与胃之募穴理中通腑。

处方：期门、中脘、间使、合谷、足三里。

大便不调，时稀时干或溏薄，加天枢。大便燥结加神门。呕吐苦酸味加阳陵泉。脘痛彻背加肩井、背部阿是穴。脘痛彻胸加天宗。脘痛彻腰加京门。久痛不已加气海。腹痛加三阴交、脾俞。大便隐血加地机。

方义：期门是肝之募穴，位于乳头直下2肋间，有疏柔肝木的作用。肝气郁结必化热，故取属火之手厥阴心包经的间使疏肝清火。中脘是胃之募穴，足三里是足阳明胃经的合穴，这两个穴位是治疗一切胃病的要穴，有利中通胃的作用。通胃必涤肠，故取手阳明大肠经合谷以涤肠道。天枢是大肠之募穴，有调整肠腑功能的作用。小肠主液所生病，故取与手太阳小肠经相表里的手少阴心经原穴神门增加肠道津液而润大便。梁丘是足阳明胃经穴，有止泻的作用。呕吐酸苦之味系属肝胆火盛，故取足少阳胆经合穴阳陵泉，以泄肝胆之热。脘痛彻背属肝气上逆之症，取与足厥阴肝经相表里的足少阳胆经之肩井穴以平肝逆。依据从阴引阳、胸痛取背、调整阴阳的道理，取天宗穴治其胸痛。腰为肾之府，故脘痛彻腰取肾之募穴京门。久痛必损元气，故取气海以固摄正气。腹胀属脾失运化之症，故取脾俞、三阴交健运之。大便酱黄或黑色是胃肠道出血之症，故取足太阴脾经穴地机，以脾能统血之意。

2. 脾胃虚寒

证候：胃痛必喜按而绵绵不已，饱食则痛虽缓，但呈腹胀嘈杂，微饥则痛剧心悸，面白神疲懒言，四肢不温，苔白腻或舌红少津，脉沉迟。或见脘部胀痛，转侧作水声，时吐清水，大便干燥，此属痰饮。

（1）药物治疗

治法：温脾健胃，理气止痛。

温脾健胃，使脾土健运，清气上升，胃阳通和，浊气得以下降，清升浊降，中焦气机通畅，通则不痛。

方药：小建中汤。药用肉桂、生姜、白芍、甘草、大枣、饴糖。

痰饮胃脘胀痛，转侧作水声，吐清水，加白术、茯苓、干姜，减白芍、姜、枣、饴糖。

方解：脾居四脏之中，故称脾为中脏，此汤功能温健中脏，故名建中。脾欲缓，甘能补胃，食甘以缓而补之，故以饴糖、甘草、大枣之甘味以润土，土润则生万物。里寒宜温，故以肉桂辛厚之味温中健胃以散其寒。甘生中满，甘润之中，参以肉桂之辛散以制中满。土虚则木乘，故以白芍敛阴柔肝使木不乘土。脾主

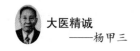

阴主里，脾病属里证，里证宜收，故倍量白芍之酸寒之性以收之。脘部胀痛，转侧作水声，口吐清水，此系水来侮土，水停中州，积聚为痰饮，故减白芍之酸收及大枣、饴糖之甘满以防痰饮不消。加茯苓伐肾邪，使痰饮由水道排出。治痰先补脾，脾复健运则痰自化，故加白术以健脾。痰饮属阴象，阻抑其阳，故加干姜加强温通其阳，阳气化则停水能从小便而出。甘草温中下气，与茯苓配伍有泄满的功效。前方治脾肝，重甘润化饮，是土中泻木之法。后方是苓桂术甘加干姜汤，主治脾肾，通阳利水，是土中泻水之法。

（2）针灸治疗

治法：柔肝建中。从脾胃论治。

处方：脾俞、期门、中脘、天枢、三阴交、太冲、内庭。

腹胀痛，转侧作水声，减期门、太冲，加三焦俞、委阳、肾俞。

方义：脾病则肝木必乘，故以期门、太冲泻肝以制木培土，脾俞针灸并用以扶其脾，取中脘以和其胃。三阴交穴属足太阴脾经，内庭穴属足阳明胃经，两穴伍用为表里配穴法，能加强健脾和胃的作用。治胃必通肠，故取大肠之募穴天枢。脘腹胀痛，转侧作水声，系痰饮为患，为水来侮土，治宜通阳利水。"三焦者，决渎之官，水道出焉"，故取三焦俞、肾俞与足太阳膀胱经线上的三焦之下合穴委阳以疏通津液引流，不使水液停积为患。

3. 饮食不节

证候：胃脘胀满而痛，呕吐不安，嗳腐吞酸，往来攻冲拒按，唇内有白点，眼眶鼻下色黯，舌上现槟榔纹，痛时吐涎沫。

（1）药物治疗

治法：温脾健胃，消食止痛。

当食物积滞伤脾碍胃之际，依据脾喜燥恶湿、胃实而不能满之意，宜温健脾阳，消导食积，脾得健运，胃道通畅，通则不痛。

方药：香砂枳术丸。药用木香、砂仁、枳实、白术、陈皮、半夏。

腰痛拒按，唇内有白点，舌现槟榔纹，痛时吐涎沫，证属虫痛，以乌梅丸治之。

方解：食滞伤胃，属有余致伤胃气，宜消补兼行。胃气不足，故以白术之甘温补脾胃之气为君。滞为有余之物，故以枳实苦峻之推墙倒壁之功，以消导物滞。辅以木香平肝行气，使木不克土。砂仁理气健胃。陈皮、半夏化痰消痞。

（2）针灸治疗

治法：取手足阳明经原穴、合穴及胃之募穴，以通导腑气为法。

处方：足三里、合谷、天枢、中脘。

方义：积滞腑气，不通则脘痛，故取足阳明胃经之合穴足三里、胃募穴中脘以通胃腑，使通则不痛。通胃必泻肠，是釜底抽薪之法，故取手阳明大肠经之原穴合谷及大肠募穴天枢。

【妙手回春】

程某，女，37岁。

初诊：1990年6月13日。

患者既往有胃脘痛病史，每因劳累、寒冷及饮食不当而发作。现胃脘部疼痛，按之痛甚，发紧发胀，发作持续时间10分钟左右，不能平卧，甚则冷汗出，活动症状加剧，伴口苦、恶心，两胁胀痛牵及少腹，纳差，大便干，舌淡红苔薄白，脉弦细略数。

诊断：胃脘痛。

辨证：肝胃不和，冲气上逆，阴维内结。

治法：疏肝和胃，降逆散结。

针灸处方：公孙、内关、中脘、足三里。

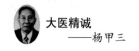
针刺方法：上穴均取泻法，中等刺激，留针 20 分钟，每日 1 次。

二诊：1990 年 6 月 15 日。

初次针刺治疗后，患者即感胃脘胀痛大减，再次治疗后胃痛消失。今诉两胁隐隐胀痛，遂加阳陵泉施以泻法，而获痊愈。

按语：此病例取穴简单而疗效显著。公孙、内关乃八脉交会穴中的一对配穴，分别与冲脉、阴维脉相通，专治逆气冲胸、阴气内结之心下痛满。中脘为腑会，又为胃募，主治腑之疾，足三里乃胃之下合穴，募合相配共奏通降胃腑之功。诸穴相合，疏肝和胃，降逆止痛。

六、呕吐

【病因病机】

呕吐是由胃气上逆，失其和降而出现的症状。杨甲三教授认为，引起胃气上逆的原因很多，一般分外邪犯胃、饮食失调、情志不和等。治疗呕吐，重点在胃，并与肝脾有关。一般常用和胃降逆法为主，辅以疏肝理脾佐之。再根据寒、热、虚、实的不同，参以选用宜解、宜温、宜攻、宜补等各种不同的方法。用攻法，病多在胃与大肠。用补法，多取足太阴脾经穴。

【诊断与鉴别】

风寒呕吐者，寒热头痛，苔白脉浮。暑热呕吐者，心烦口渴，身热脉濡。食滞呕吐者，嗳腐吞酸，脘胀苔腻。痰饮呕吐者，头眩胸闷，呕吐痰涎。气郁呕吐者，胸闷胁胀，嗳气不食。胃虚呕吐者，稍食即吐，喜暖恶寒。

呕苦味，知胆腑有热。吐酸味，识肝脏有火。属蛔虫，吐涎水腹痛。呕绿水，是肝胆病重。呕黑水，为胃底翻出。吐臭水，是肠中逆来。

【注意事项】

凡呕吐，遇便秘时可考虑攻下之法，其他情况不要妄投下剂，避免再伤胃气。胃以下降为顺，故升提之品也要注意勿用或少用。

【辨证论治】

1. 外邪犯胃

证候：恶寒发热，呕吐，头痛，苔薄白，脉浮紧。暑湿者，心烦胸闷，呕吐口渴，头胀，脉濡。

（1）药物治疗

治法：疏解和中，芳香和胃降逆。

方药：藿香正气汤。药用藿香、紫苏叶、厚朴、白芷、桔梗、甘草、陈皮、半夏曲、大腹皮、白术、茯苓、生姜、大枣。

暑湿加黄连，紫苏叶换紫苏梗。甚则口渴舌干减白芷，加天花粉、麦门冬。

方解：藿香之芳香能和中醒胃，味辛能宣散外邪，为君药。辅以紫苏叶、白术、桔梗助发表邪。胃腑以通为补，胃气以降为顺，故用厚朴、大腹皮、陈皮、半夏除湿消满，和中下气，使胃逆下降以平呕吐。姜枣不但能调营卫，而且能健运脾脏，使脾阳上升，胃浊下降，脾胃升降之气达于平衡。暑湿者，加黄连以苦味降胃气，寒性消暑邪。口渴、舌干为胃津受劫之症，减白芷之温燥，加天花粉、麦门冬以复津液。

（2）针灸治疗

治法：解表利胃降逆。

治上以疏解表邪，治中以和胃降逆，表解胃和，呕吐乃平。

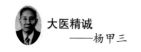

处方：风池、风府、内关、中脘、足三里。

暑邪减风池、风府，加曲泽，甚者加刺中冲放血。

方义：风池、风府位于头颈部，功能疏解表邪。手厥阴心包经起于胸中，出属心包络，向下过横膈膜，从胸至腹，依次联系上、中、下三焦，阴维脉循行从足走腹，经过胸肋部，二经都经过腹部，根据"经脉所至，主治所及"的理论，取手厥阴心包经与阴维脉相通的穴位内关，来治疗胃气不和而引起的呕吐。足三里是足阳明胃经的合土穴，它与足阳明胃经募穴中脘配伍，是局部与远道循经的有效配穴法，也是治疗一切胃部疾患的有效配穴法，功能通阳理气，和胃降逆。暑属阳邪，故取属火之手厥阴心包经的合水穴曲泽放血以清泄暑热。

2. 饮食不调

证候：胸脘胀满，厌食，嗳气酸腐，苔腻。痰饮者，呕吐痰涎，胸脘不舒，食后饱胀，头眩心悸，苔厚腻，脉弦滑。

（1）药物治疗

治法：温化痰饮，消食化滞。

方药：二陈汤。药用半夏、茯苓、陈皮、甘草、生姜。

呕酸加黄连。呕绿水加山栀子、钩藤。积食停滞加厚朴、山楂、枳实。干呕加竹茹、伏龙肝。久呕中气虚加人参、石斛。呕冷不食加炮姜、熟附子。吐涎水有虫加川楝子、使君子。

方解：胃以降为顺，故以半夏降胃逆化痰湿，为君药。陈皮、茯苓健胃脾理气，甘草和中，生姜温胃止呕。诸呕吐酸皆属于热，故加黄连以清之。吐绿水为足少阳胆经有火，火性炎上，故加山栀子、钩藤以降胆火。积食停滞加厚朴、山楂、枳实消食化滞。干呕是胃热，以竹茹、伏龙肝清胃降逆。久呕必伤胃腑，故以人参、石斛补之。呕冷不食是虚寒之症，加干姜、熟附子以温胃。吐蛔虫以川楝子、使君子杀虫安胃。

（2）针灸治疗

治法：以手足阳明募、原、合肢体同气相应配穴，鼓动肠胃气机，消滞通导。

处方：中脘、天枢、合谷、足三里。

吐酸加阳陵泉，吐绿水加日月、劳宫，呕吐冷食或口吐清水加灸天枢、中脘、胃俞、魂门，呕吐盛加刺金津、玉液放血。

方义：中脘、足三里属足阳明胃经之募穴与合穴，是治疗胃病的主要穴位。通胃必涤肠，故取手阳明大肠经的原穴合谷、募穴天枢。吐酸与吐绿水都属肝胆有热，故取足少阳胆经的合穴阳陵泉、募穴日月直接清泄肝胆之热。同时，还要用异经子母补泻的方法，间接地平泻肝胆之火，方克有济。肝胆属木，木能生火，火是木之子，故在手厥阴心包经上选用属荥火的劳宫穴，以火经中的火穴来泄肝胆之火。呕吐不食、口吐清水是脾胃虚寒，加灸中脘、天枢、胃俞以振脾胃之阳。肝藏魂，故取魂门以制肝扶脾。金津、玉液位于舌下中部两旁青络上，舌为心之苗，在该处用圆利针放血，有清心泄热功用。

3. 情志不和

证候：胸胁胀闷，喜嗳气，不思饮食，干呕或吐酸苦水。日久不愈可见胃阳虚症，朝食暮吐，暮食朝吐，腰脚少力疲倦。胃阴虚者，呕吐不已，口干咽燥，舌红少津，脉细数无力。

（1）药物治疗

治法：降制肝之逆，通胃阳中气。

方药：半夏泻心汤加味。药用半夏、黄芩、干姜、人参、甘草、黄连、大枣、代赭石。

方解：七情不和，肝失条达，郁而化火，火性上炎致呕吐，故以黄芩、黄连苦寒之剂以清肝胆之火。肝病必及脾胃，胃恶寒喜温，脾恶湿喜燥，故参以人参、甘草、大枣甘补之品以奠安中气。气逆而不降，故以代赭石给以镇坠。这是苦寒辛温、重镇、

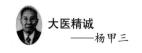

甘补综合同用的方法，此方妙在既温又凉，又辛又苦，能补能泻，相辅相成，保持平衡。

（2）针灸治疗

治法：取厥阴募原，清肝理气以制肝逆，佐取太阴表里，健脾和中，升清降浊。

处方：大陵、太冲、膻中、期门、足三里、三阴交。

方义：大陵、太冲是手足厥阴经的原穴，原主气，故有理气解郁的作用。膻中、期门是心包与肝二经的募穴。募穴是脏腑气血聚集之所，分布在所属脏腑附近，所以二穴有清肝理气的作用。三阴交是足太阴脾经的穴位，足三里是足阳明胃经的穴位，是表里阴阳配穴，有健脾和胃的作用，能使胃中浊气下降，脾脏清气上升。

七、胸胁痛

【病因病机】

胸胁痛是根据部位疼痛而定名的。剑突以上、锁骨以下、两乳之间为胸部，该部位以疼痛为主要症状者叫胸痛。乳后线与腋窝后线之间肋部谓胁部，该处作痛叫胁痛。由于胸胁连在一起，所以并在一起叙述。胸为心肺之堂，胁为肝胆之区，所以胸胁痛也就不离乎心肺肝胆为病。风冷外侵，湿热郁火，跌仆伤形，叫呼伤气，暴怒伤肝，悲哀气结，劳后房色，或痰饮积聚，以致经络失调，气滞血瘀，皆能为痛。

【诊断与鉴别】

胸痛喘咳属热痰。硬满而痛属痰饮。缓痛善恐属虚弱。刺痛不移属瘀血。胀满痛属火郁。胁痛攻窜属肝逆。窜痛胸闷属肝郁。

【注意事项】

1.胸痛一般以心肺二脏为病，但食管有病亦有胸痛症状。凡胸痛无喘咳气逆，而且饮食阻滞者，病不在肺，而在食管。

2.胸痛伴有发寒发热，咳吐腥秽似脓者，属于肺痈为患，应以肺痈论治。

3.凡遇左胸憋闷撑胀，疼痛难忍，是西医学之心脏病、心肌梗死之类，医者不能疏忽大意。

【辨证论治】

1.胸痛

证候：表邪未散，胸部胀闷疼痛，咳嗽气短，甚则不能平卧，脉浮数，或硬满而痛，痰饮积水于胸。

（1）药物治疗

治法：宣肺清心，理气化痰通痹。

方药：桔梗二母汤。药用枳壳、桔梗、贝母、知母、瓜蒌仁、苏子。

气短不足以息，不能平卧，减知母、贝母，加半夏、茯苓、杏仁、甘草。胸痞满减知母，加枳实、橘皮、生姜。隐隐作痛，心下痞气，闷而不舒，加人参、白术、干姜、甘草。

方解：外邪伤肺，肺热灼津为痰，痰热阻滞不宣致痛之际，必以清润化痰、开壅利膈为先，故以知母、贝母、瓜蒌仁清火散结，润肺化痰。桔梗开壅发表，清肺利膈，载诸药上浮于胸。痰因气滞，气顺则痰降，故以枳壳、苏子理气，使一身津液随气顺而运化，不致停聚为痰。气短不足以息，不能平卧者，由阳虚阴乘，肺胃之阳不宣，化水停饮于胸，故减知母、贝母之寒润，加半夏、甘草温胃通阳，燥湿降气，茯苓逐水化饮，杏仁清肺利

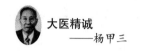

气。胸痞满者，胸中气塞盛于水饮，故减知母、贝母之润品而加枳实、橘皮、生姜开其气而通痞塞。隐隐作痛，心下痞气，闷而不舒，面黄神倦者，为阳虚，故以人参、白术、甘草、干姜益脾温胃，脾胃得和，上焦之气开发，则胸痹亦愈。

（2）针灸治疗

治法：宣肺理气，清心通痹。从心肺论治。

处方：郄门、太渊、膏肓、天宗。

胸痛向纵直窜加太溪、足三里，横窜痛加期门。胸部积水气短不得卧加脾俞重灸，膏肓加灸。

方义：急性病取郄，故取手厥阴心包经之郄穴郄门。阴病引阳，胸部痛取背部的穴位，故配手太阳小肠经天宗以清心通痹。取手太阴肺经原穴太渊，配背部膏肓以宣肺理气。足少阴肾经、足阳明胃经均从足直行于胸腹，"经脉所至，主治所及"，故取足三里、太溪治疗胸痛向直纵放散。足厥阴肝经循行斜走胸腹，故胸痛横窜取期门。胸部积水加脾俞、膏肓灸法，以通脾肺之阳，而行水道。

2. 胁痛

证候：终日情志抑郁，时患两胁疼痛，常叹气，甚则胸胁胀闷，脉弦，为肝郁。盛怒后胁痛攻窜为肝逆。胁部痛甚，胀满烦热，二便闭涩，为郁火。胁下有块为积聚。刺痛不移为瘀血。

（1）药物治疗

治法：疏肝理气。

肝逆参以降逆和胃，郁火参以清火，积聚参以软坚散结，血瘀参以活血散瘀。

方药：逍遥散加减。药用当归、芍药、柴胡、云茯苓、白术、薄荷、生姜、香附、陈皮。

右侧痛加枳壳、桑皮。左侧痛加郁金、川芎。胁痛攻窜，脉弦数，加旋覆花、青皮、苦楝子。呕吐腹胀加半夏、川朴。胁部痛甚，胀满烦热，二便闭涩，加吴茱萸汤煎炒黄连、青蒿、牡丹皮。胁下积聚有块加鳖甲、三棱、莪术。两胁刺痛不移，脉涩，加桃仁、红花。爪枯善恐，加牡蛎、山茱萸。隐隐作痛，连及腰胯，空软喜按，加刺蒺藜、补骨脂。

方解：肝木喜条达，故以柴胡、白芍疏木泻肝。木逆则下克于土，故以甘草、白术和中补土，茯苓利湿助甘，以益其土，土能生金，金胜以制肝木之盛。当归、薄荷搜肝泄肺，理血清风。左胁痛者肝邪盛也，故以郁金、川芎而解肝郁。右胁痛者，肝邪入肺也，故以枳壳、桑皮宣利肺气。胁痛攻窜、脉弦数为肝逆之症，故以旋覆花、青皮、川楝子以泄肝降逆。呕吐腹胀为肝气横逆犯胃之症，故以姜半夏、川厚朴平胃降逆。胁部痛甚，胀满烦热，二便闭涩，为肝胆郁火之症，故以吴茱萸汤煎炒黄连、青蒿、牡丹皮以清肝胆郁火。胁下有块加鳖甲、三棱、莪术软坚散结。两胁刺痛不移为瘀血，故以桃仁、红花活血散瘀。爪枯善恐为肝虚，故加牡蛎、山茱萸以补益其肝。胁痛连及腰胯、空软喜按为兼有肾虚之症，故加刺蒺藜、补骨脂补肾。

（2）针灸治疗

治法：疏肝理气。从肝胆论治。

处方：期门、中脘、支沟、阳陵泉。

胁痛攻窜加肩井、足三里。暴病烦热加劳宫。胁下有块加局部三针（块之头、中、尾）、痞根。刺痛不移加膈俞、行间。爪枯善恐加肝俞。胁痛引及腰胯加肾俞。

方义：期门是肝之募穴，阳陵泉是足少阳胆经合穴，肝胆相表里，二穴配伍，谓阴阳表里募合配穴法，功能疏肝泄胆，凡肝胆一切疾患，均能取用。三焦主气，故配手少阳三焦经之支沟以理其气。肝木为患易犯胃土，故取胃募中脘培土健胃以制肝木。肝气上逆，胁痛攻窜，加胆胃二经之会穴肩井、足阳明胃经之足三里平肝降逆。肝胆郁火则暴痛烦热，加手厥阴心

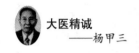
包经之火穴劳宫，以解郁火。胁下有块加局部三针（块头、中、尾）和经外奇穴痞根软坚散结。血瘀胁下则刺痛不移，加血会膈俞、足厥阴肝经之行间活血行瘀。肝胆虚怯则爪枯善恐，加肝俞、胆俞以补肝胆。肝肾亏损则胁部空痛喜按，引及腰胯，加肾俞以补益其肾。

八、便秘

【病因病机】

便秘与脾胃、大肠、肾关系密切。大肠乃传导粪便之所，大肠功能失调则便秘形成。大便形成还与脾胃关系密切，饮食入胃必经脾胃运化腐熟，其糟粕传于大肠排出。若脾胃不利，运化失常，也可导致大便的形成与排泄失常，造成便秘。肾与二便关系密切，不仅主小便，且与大便有关。《内经》曾言"肾开窍于二阴"，肾阳不足，元火不能温煦于下，肠运无力，自然导致便秘的发生。

1. 热盛：素体阳盛，或恣饮酒浆，过食辛辣厚味，而致胃肠积热，或因热病之后，津液耗伤，肠道失润，热灼津耗，大便秘结难出。

2. 气滞：思虑过度，情志不舒，或久坐少动，气滞不畅，气机不利，不能宣达，通降失常，传导失职，糟粕内停，不得下行，大便积而不畅。

3. 气虚：劳倦饮食内伤，或产后久病年老体虚之人，气血两亏，气虚则大肠传导无力，血虚则津枯大肠失润，甚或肾精亏损，肠道干枯，排便无力而致内积秘结。

4. 阳虚：阳虚体弱，或年老体虚，阳气不足，阴寒内生，留于肠道，阳气主温煦气化，阳虚气化不利，凝阴固结，肠道失于传导而致便秘。

【诊断与鉴别】

便秘的治疗当辨清寒热虚实，不能一味通下，徒耗正气。便秘的表现以大便次数减少为主，病人可诉三五日甚或六七日才能大便一次。大便可见干燥坚硬，排出困难，硬行排出可致肛门裂伤。也可能大便并不硬结，却排便不爽。可伴有头晕头痛、腹胀腹痛、纳差、睡眠不安、心烦易怒、口中味重等症状。治疗时需根据症状详加辨别。

【注意事项】

1. 便秘一病，当分热与寒、虚与实，虽都应通便，但有通下、润通、以补为通之不同，当审清病证，方能施治，切不可一味通下，耗气伤津，气津损耗，不仅便秘不解，甚而加重。正如《谢映卢医案·便闭门·脾阳不运》所说："治大便不通，仅用大黄、巴霜之药，奚难之有？但攻法颇多，古人有通气之法，有逐血之法，有疏风润燥之法，有流行肺气之法，气虚多汗，则有补中益气之法，阴气凝结，则有开冰开冻之法，且有导法、熨法。"

2. 便秘与人之生活密切相关，应注意指导病人调理生活规律。适当增加运动，保持精神舒畅，合理饮食，定时如厕，形成自然正常的排便反射，有助于便秘的治疗。还可嘱病人自己做腹部按摩，促进胃肠蠕动。

3. 便秘的治疗应除外胃肠道梗阻疾病。如有梗阻，切不可滥用通下之剂。

4. 耳针治疗便秘有较好的效果，可适当配用，穴取神门、腹、大肠、肾等穴位，采用耳穴压豆或埋针方法。

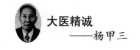
【辨证论治】

1. 热秘

证候：大便干结不通，腹部痞满，按之有块作痛，矢气频转，终难排出，烦热口渴，伴小便短赤，面赤口臭，头痛，舌红苔黄燥，脉滑数。

（1）药物治疗

治法：清热润肠。

大便通后可以麻仁润肠丸缓下润肠。

方药：小承气汤加味。药用大黄、厚朴、枳实、麻仁、杏仁、桃仁、赤芍。

方解：热积于胃肠，见里实之征，当急下存阴，泄热结以润肠，故以小承气汤通腑清泄在里之热，大黄泄热通便，厚朴、枳实行气除满，助大黄通下之力。麻仁润肠通便，杏仁降气润肠，桃仁、赤芍活血清热，润肠通下。若热结已下，大便已通，当停用猛攻之剂，而以麻仁润肠丸缓下通便。

（2）针灸治疗

治法：清阳明实热。

以阳明经腧穴为主。

处方：合谷、曲池、腹结、上巨虚。

方义：合谷、曲池为手阳明大肠经腧穴，可清泄大肠之热。上巨虚为大肠之下合穴，又为足阳明胃经腧穴，"合治内腑"，与胃之下合穴足三里相合用，可清泄胃肠积热。腹结为足太阴脾经腧穴，穴居腹部，以健脾气，行津液，疏润肠道。

2. 气秘

证候：大便秘结，不甚坚硬，欲便不得，腹部胀痛，连及两胁，嗳气频作，伴口苦，目眩，纳呆，舌苔薄白，脉弦。

（1）药物治疗

治法：顺气行滞。

方药：六磨汤加减。药用木香、乌药、沉香、大黄、槟榔、枳实、黄芩、茯苓、白术。

方解：气秘属气机不畅而致，治当以理气行气通肠为法。故以木香调气，乌药顺气，沉香降气，使气机通畅；大黄、槟榔、枳实破气行滞。加黄芩以清气郁之热，茯苓、白术健脾以助气行。

（2）针灸治疗

治法：疏肝理气，行滞通便。

以任脉、足厥阴经腧穴为主。

处方：中脘、阳陵泉、气海、行间。

方义：中脘乃腑会，治胃肠之病，配气海以疏通腑气。足厥阴与足少阳互为表里，以行间配阳陵泉疏肝理气解郁，使气机通畅，升降有常，腑气通降，便秘可解。

3. 虚秘

证候：有便意努责无力，多汗，短气，疲惫，便后乏力，大便并不坚硬，面色㿠白或面色无华，心悸，头晕眼花，舌淡，脉细弱。

（1）药物治疗

治法：益气血，润肠道。

方药：八珍汤加味。药用党参、茯苓、白术、生地、当归、麻仁、桃仁、枳壳、炙甘草、黄芪。

方解：以四君子汤合黄芪益气健脾，以生地、当归滋阴养血，麻仁、桃仁润肠通便，枳壳引气下行，使气血生，运化有常，大便得以排泄。

（2）针灸治疗

治法：补气养血，润肠通便。

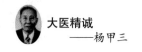
以足阳明、足太阴经腧穴为主。

处方：脾俞、胃俞、大肠俞、三阴交、足三里、关元、气海。

方义：脾俞、三阴交配胃俞、足三里，为脏腑经络表里配穴法，可鼓舞中气，培生化之源，使气血充盛。关元、气海补下焦之气，配大肠俞，以助排便传送之力。

4. 冷秘

证候：大便艰涩，不易排出，甚则脱肛，伴腹中冷痛，面色白，小便清长，四末不温，喜热畏寒，舌淡苔白，脉沉迟。

（1）药物治疗

治法：温阳通便。

方药：济川煎加肉桂。药用肉苁蓉、牛膝、当归、升麻、肉桂。

方解：肉苁蓉、牛膝温补肾阳，润肠通便，当归养血润肠，升麻以升清降浊，肉桂温下焦阳气以散阴寒。

（2）针灸治疗

治法：补肾助阳。

以任脉、足少阴经穴为主。

处方：气海、照海、石关、肾俞、关元俞。

方义：气海、关元俞助阳逐冷，温煦下焦，以散阴结；照海、石关、肾俞补益肾气，使肾气复振，能司二便，则尿频可止，便秘可通。

【妙手回春】

李某，男，17岁，学生。

初诊：1996年10月5日。

大便干结不爽3年余，开始服麻仁丸尚可取效，近年来便秘日见加重，服麻仁丸也无济于事。2月前曾求诊于某中医师，给予汤药内服，服后溏泻10余天。停药后1周，又见大便不通，且程度较前加重，大便六七日一行，粪便干结难出，靠开塞露维持通便，痛苦异常。西医怀疑结肠占位性病变，建议行乙状结肠镜检，患者心存恐惧，遂前来试治于针灸。诊见面色萎黄，大便干结难下，六七日一行，状如羊粪，纳可，小便如常，舌淡，脉沉迟，尺肤欠温。

诊断：冷秘。

辨证：肾阳不足。

治法：补益肾气，温振元阳，逐寒通腑。

针灸处方：大肠俞、肾俞、支沟、照海、关元。

针刺方法：补大肠俞、肾俞，直刺1~2寸；补支沟、照海，直刺0.5寸。留针20分钟。灸关元5~7壮，每日1次。

二诊：1996年10月8日。

经针灸3次，自觉大便较前省力，质稍变软，仍三四日一行。效不更方，继如前法治疗。

针灸至11天，患者大便通畅，量多，成形，日行二三次，无腹痛等不适。如此持续3天后，日行1次。遂停灸仅用针刺，每周2次。嘱禁食冰冷，多活动，多吃蔬菜。后经针刺8次，疗效稳定，停诊。随访6个月未见复作。

按语：此患者因学习紧张，久坐少活动而发病，后反复使用清热通便泻下之剂，戕杀元阳，损伤大肠津液，阳虚则推动无力，津亏则水不浮舟，故大便干结难出。选穴以肾与膀胱相表里配穴为主，辅以三焦经支沟，灸任脉与足三阴之会穴关元，共奏补肾温阳、逐寒通腹之功。

九、糖尿病

【病因病机】

中医理论认为，消渴病是体内津液运化失常的疾病，其病

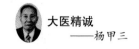

机具有阴虚燥热的病理特点，阴虚为本，燥热为标，阴愈虚则燥热更盛，反之燥热又可伤阴，使已虚之阴更为不足。如此互为因果，愈演愈烈，终至体内阴阳失衡，消渴日久不愈而变生诸症。其阴虚燥热的病机，具体而言，认为在其病之初始阶段当为脾阴虚，胃阳燥，脾胃升降运化功能失常，当其功能失常影响了津液的化生及敷布，便导致了消渴病的发生。消渴发病与脾胃的生理、病理有密切的关系。

消渴病因多种多样，归纳而言，不外饮食所伤，脏气虚弱，过服丹石、温燥之品，劳逸失当，及情志失调等。这些原因都有可能直接伤及脾脏或间接影响脾之功能。饮食不节，过食肥甘厚味，或嗜食辛辣，势必损伤脾气，致脾胃运化失职，脾弱而胃强，胃热而消谷善饥，脾虚而转输失司，导致消渴发生。脾阴虚，不能为胃行其津液，胃阳燥热，脏虚而腑实，脏虚则精不得藏，腑实则热蕴中焦，消谷而善饥，虽食多却身瘦。脾虚不能使津液上承，母病及子，则肺燥津亏，饮水以自救，故而口干多饮。脾虚升清无权，脾气下陷而膏汁下流，水谷之精微不能为人体所用却从小便而出，故小便频多混浊而味甜。甘味入脾，尿甜，正是脾之味随脾气下陷而致。无论是土克水还是先后天真气已绝，都说明脾之功能失常是消渴小便甘的病变基础。脾失升清，精微物质下陷，随小便排出体外，人体脏腑肢节不得濡养，精血生化无源，势必造成机体功能衰退，甚则变生诸证。

脾与其他脏腑关系十分密切。脾为后天之本，主散精敷布，对其他脏腑有濡养之功。而脾之气阴不足也会影响到其他脏腑的生理病理。脾为肺之母，母病及子，脾病可影响于肺，而从经络循行上看，肺经起于中焦，而后下络大肠，又还循胃口，才上膈属肺，中焦有病，必然会对肺经的气血运行产生影响。脾不能散精上达，则津液不能上承于肺，肺燥而津亏，口干而欲饮水以自救。肺主皮毛，肺卫燥热，皮毛失于濡养则全身瘙痒，或发湿疹、牛皮癣等。脾为后天之本，脾病则生化无源，肾为先天之本，亦有赖于后天之补充，脾虚日久也会造成肾气不足，肾主二阴，固摄无权，则见溲频混浊，而夜尿尤多，或小便滴沥不畅，下肢浮肿。脾肾阳虚还可导致腹泻便溏，畏寒肢冷等。脾虚或水谷精微化生不足，或下陷而随小便排出。精血亏损，肝失所养，肝开窍于目，目不得肝血之充则视物模糊。肝脏体阴而用阳，肝血亏虚，虚阳无所依附而上扰，风阳暴煽，或猝中昏厥，头晕目眩。肝血虚则筋失濡养，加之脾气不足而湿浊内停，阻遏筋脉，致四肢麻木或疼痛不舒。脾统血，脾虚病久而入络，血脉瘀阻不通，加之阳气衰微，四末不温，气血不能流通，则可成坏疽等恶症。脾为心之子，脾病日久，子盗母气，可致心气不足，心血瘀阻，而见心悸、胸闷胸痛等症。汗为心之液，心病则汗出异常。总而言之，脾病可以累及其他脏腑，而使消渴终成五脏皆病的病理转归，使其辨证成为一个复杂的过程。

【辨证论治】

基于对糖尿病的基本认识，杨甲三教授设计了一套养阴益气、健脾升清、泄胃润燥的治疗方法。

针灸基本方：在选穴上以俞穴、募穴为主，涉及脾、胃、大肠、小肠、任脉、膀胱等经，取穴为脾俞、胃脘下俞、合谷、腕骨、天枢、中脘、气海、百会、足三里、三阴交诸穴。以上10穴，为治疗消渴的基本组方。

方义：脾俞为脾之背俞穴，有健脾升清之功能，可以调和脾脏功能。中脘为胃之募穴，又为腑会，可以和胃健脾，通调腑气。天枢为胃经腧穴，又为大肠之募穴，有调理升降、泄胃通肠之功。腕骨、合谷分别为小肠经、大肠经之原穴。原穴乃脏腑原气经过和留止的部位，针刺原穴可以扶正而祛邪，且腕骨乃治疗消渴之传统穴。气海穴为治疗气病之总穴，为先天元气汇聚之

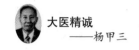
所，主治"脏气虚惫，真气不足，一切气疾久不瘥"（《铜人腧穴针灸图经》），补气海穴以益气健脾升清。三阴交乃脾经之穴，又为足太阴、足厥阴、足少阴之会，补之可健脾养阴，兼调肝肾，与脾俞相合，以养阴益气，健脾升清。足三里乃胃经合穴，可清降胃热而润燥，且足三里又为人身之强壮穴，可以调理气血。百会穴可通治百病，穴居人之巅顶，取其升提之功。胃脘下俞又称胰俞，乃经外奇穴，为治疗消渴病的专用穴，可以调理胰脏。

随症加减：治疗中还可根据一些症候变化而随症加减配穴。如口渴甚可加鱼际穴，鱼际乃肺经之荥穴，荥主身热，取之以清泄肺热；如消谷易饥可加用内庭穴，内庭穴乃胃经之荥穴，取之重泄胃之燥热；视物模糊不清者可选配肝俞、太冲以养肝血，睛明、风池、光明等穴以明目；小便频数可加肾俞，或灸命门，以补肾固摄；小便不利，伴淋沥涩痛者，可选用八髎、中极、小肠俞等穴清利下焦，如伴浮肿者可用阴陵泉、复溜等穴利湿消肿；身痒者可用曲池、血海以清热凉血；中风偏瘫者可加大椎、风池祛风清热，加太冲合三阴交以调补下焦；胸闷胸痛、心悸者，可选用内关、膻中以理气清心；失眠者，则加用二神（神庭、本神）、神门以养心安神。

十、水肿

【病因病机】

水液潴留在体内，泛溢肌肤而引起头面、眼睑、四肢、腰背甚或全身浮肿的症状叫水肿。《金匮要略·水气病脉证并治》根据病因和脉证的不同，将水肿分为风水、皮水、正水、石水和黄汗五种类型。由于水邪偏胜于某脏，就会出现某脏的病症，因此又有心水、肝水、肺水、脾水和肾水之五脏水的名称。历代医家对水肿病分类虽有所不同，但目前临床多以朱丹溪概括的阴水和阳水的分类法为依据。水液在体内的循环流动，全凭气的推动。水不运行，留于体内，是全身气化功能障碍的表现。虽可波及五脏六腑，但与肺脾肾最为密切。风邪袭肺，感受湿邪，起居不节，导致气化不利，水湿内聚，泛溢肌肤而为水肿。

1. 风邪外袭：肺外合皮毛，主一身之表，为水之上源，外邪袭于表而伤攻肺脏，则肺失治节，气不化水，不能通调水道下输于膀胱，逆水流溢盈散于肌肤之间，发为水肿。

2. 水湿浸渍：脾喜燥恶湿，如居处卑湿之地或涉水冒雨，则水湿之邪内蕴于体，伤及脾气，脾失运化，土不制水，水湿不化，气机壅滞，三焦决渎无权，成为水肿。亦有不服水土者，如离乡他境，气候既殊，水土亦别，以致三焦气机不利，决渎无权，发为水肿。

3. 脾肾阳虚：脾虚土不制水而反克，肾虚水无所主而妄行，水不归经，逆而流溢四肢肌肤而为浮肿，逆而上泛入肺为气息喘急。

【诊断与鉴别】

1. 阴水与阳水：阴水先肿下肢，从足三阴经开始，面色苍白，溲频量少。阳水先肿上肢，从手三阳经开始，小溲不利，苔腻脉浮。

2. 水肿和气胀：水肿皮薄足嫩，肢体浮肿，按凹不起。气胀皮厚色苍，四肢消瘦，胸腹痞满，先见腹部胀大，继则下肢或全身浮肿，腹皮青筋暴露。

【注意事项】

1. 凡治水肿，切忌用甘药，以免助湿作满。尤忌盐酱，方克有济，否则极易复发。

2. 治水肿，利小便虽为常法，但遇阴虚证，小便频数量少者，当以补脾胃为要务，注意不用或少用通利小便之法。

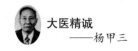
3.腰以上肿，恶寒发热，肢体疼痛，以发汗为主，参以利水。腰以下肿，身不发热，小便不利，当以通小便为主，参以调补脾肾。

4.遇胸腹胀痛、按之坚实、二便不通之症，方可使用攻法（舟车丸之品），开其大便以逐其水，但必须随下而随补，则邪去而正无损，渐为调理，庶可得生。

【辨证论治】

1.阳水

证候：风邪外袭者，发病较急，先见面目浮肿，继而遍及全身，恶风体痛，或见寒热，口渴，气息喘急，苔腻，脉滑。若水湿浸渍，症见肌肤浮肿，按之没指，小便不利，身体困重，胸闷，纳呆，苔白腻，脉沉缓。

（1）药物治疗

治法：利水消肿。

开鬼门以走湿邪，洁净府以通腑气。

方药：五皮饮。药用桑白皮、陈皮、生姜皮、茯苓皮、大腹皮。

先见头面肿胀，恶风体疼或气息喘急，加麻黄、石膏、白术。先见腰以下肿胀，加猪苓、泽泻、赤小豆、车前子、苍术、白术。烦热口渴，小便赤涩，再加黄柏、黄芩、木通。口渴面赤，气粗腹坚，二便不通，脉沉数有力者，加服舟车丸。

方解：方中生姜皮、桑白皮辛散宣肺，开腠理以走湿邪。大腹皮、茯苓皮下气渗湿，利小便以通腑气。治水要先行气，故以陈皮理气。先见头面肿胀，恶风体疼或气息喘急者，是风邪外袭伤肺，肺失治节所致，故以麻黄疏散肺邪。风为阳邪，故以石膏清泄肺热。水肿为湿邪，故以白术健脾除湿。先见腰以下肿者，因水湿之邪伤及脾气，故以苍术、白术燥湿健脾，并以茯苓、泽泻、赤小豆、车前子等淡渗之品渗水湿以从小便排出。烦热口渴、小便赤涩系湿热内蕴，故再加黄柏、黄芩、木通之苦寒以燥湿邪。口渴烦躁，气粗腹坚，二便不通，脉沉数有力，属形气俱实之证，故以攻逐水气的峻药舟车丸加减（大黄、甘遂、大戟、芫花、青皮、陈皮、牵牛、木香），宜攻水之巢穴，使水从大小便而出。

（2）针灸治疗

治法：开太阳、督脉以散水湿，通阳明表里以利腑水。

处方：水沟、风府、风门、合谷、列缺。

腰以下肿胀，二便不通，烦热口渴，加神门、水道、阴陵泉、水泉。

方义：水沟又名人中，属督脉。《景岳全书》载："若风水面肿，针此一穴出水尽则顿愈。"水沟为名，与该穴善治水肿是分不开的。同时，水沟是足阳明胃经与手阳明大肠经的会穴，大肠与肺相表里，风邪伤肺所致的水肿，在临床上选用水沟确有一定的疗效。手阳明大肠经原穴合谷，位于手部阳侧第1、2掌骨之间，第2掌骨分歧处前0.5寸，与面部的水沟相配伍，是手阳明经肢体会穴配穴法。合谷再配手太阴肺经络穴列缺，是大肠经与肺经表里原络配穴法。如此配伍，贯通了督、肺和大肠三经经气，加强了宣肺利水、行湿消肿的功能。表病取上，故取督脉之风府、足太阳膀胱经之风门以疏解风邪。腰以下浮肿、二便不通、烦热口渴系湿热内蕴于脾肾，故取手少阴心经神门导赤清热，足阳明胃经水道通腑逐水，足太阴脾经阴陵泉健脾制水，足少阴肾经水泉开肾关利水道。

2. 阴水

证候：发病缓慢，面色苍白，足跗先肿，遍身浮肿胀满，腰以下肿甚，小溲频数，色清量少，或下肢先肿，大便溏泄，四肢清冷，苔白腻，脉沉迟。

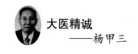
（1）药物治疗

治法：温肾助阳，利水消肿。

壮命门之火，滋肾中之水，使下焦之正气化，关门利，水道自通。

方药：金匮肾气丸。药用熟地黄、山药、山茱萸、泽泻、茯苓、牡丹皮、肉桂、附子。

方解：肾为胃关，关门不利，是阴中无火，故气不化，水道不通，溢而为肿，故以肉桂、附子、山茱萸壮命门之火，暖脾胃之阳，正气化，关门利，水道自通。水为正阴，其本在肾，故以熟地黄、牡丹皮以滋肾中之水。水化于气，其标在肺，水惟畏土，其制在脾，故以山药补脾肺，茯苓、泽泻助行水道，使水道通畅，肾气充沛，阴阳得其和平，则肿胀自消。

（2）针灸治疗

治法：行阳化水。从脾肾论治。

处方：命门、水分、水道、阴陵泉、照海、列缺。

方义：灸命门、水分、照海，壮命门之火以暖脾胃，配足太阴脾经穴阴陵泉，足阳明胃经穴水道，使脾健胃和以制其水。水化于气，气行水亦行，故取手太阴肺经列缺以利肺气。

【妙手回春】

刘某，女，19岁。

初诊：1996年3月12日。

患者1年前因患急性肾炎，曾在某医院就诊，服西药对症治疗，症状稍见好转。但每因劳累后双下肢浮肿，伴腰膝酸软，时见腰痛，疲倦少寐，头晕耳鸣，纳少腹胀，小便短少，面色萎黄，查尿蛋白（＋），舌红苔腻，脉沉细滑。

诊断：水肿。

辨证：脾肾两虚（湿浊中阻，泛溢肌肤）。

治法：健脾益肾，清热利湿，升清降浊。

中药处方：

党 参 10g	当 归 10g	生地黄 15g	山 药 15g
升 麻 3g	柴 胡 3g	陈 皮 6g	炙甘草 6g
女贞子 15g	旱莲草 10g	牡丹皮 10g	山茱萸 10g
茯 苓 10g	泽 泻 10g	冬葵子 15g	白茅根 15g
南沙参 10g			

7剂，水煎服。日1剂，早晚2次空腹分服。

二诊：1996年4月23日。

每周来复诊1次，经服药40余剂后，患者精神状态明显好转，上课能专心听讲，头晕、耳鸣、腹胀症状消失，小便自调，查尿蛋白（－），劳累后偶尔双下肢仍见轻度浮肿，睡眠不实。嘱劳逸结合，注意休息，进食低盐饮食。上方加生姜3片、大枣5枚以调和药性，继服1个月。

三诊：1996年5月7日。

患者精神好，面色红润，浮肿消失，睡眠正常，复查尿蛋白（－）。嘱继续服前药1个月以巩固疗效。

1年后随访，病人症状未见反复。

按语：水肿病起日久，反复发作，正虚邪恋，则缠绵难愈，故以党参、山药、茯苓、泽泻益气健脾利湿，冬葵子、白茅根清热利湿祛邪而不伤阴。升麻以升其阳而散其热，使邪从外解，浊自下降。柴胡引清阳之气，升中有散，为防其升散耗伤气阴，用量每每控制在3g，则无耗气伤阴助热之弊。当归、陈皮理气活血，沙参入肺，取其金生水，以清肺养阴，助肾利水消浮肿。然水肿的治疗，尤重于肾。若水肿与伤阴并见，当此之时，单用厚味滋阴之品有助水邪之弊，利水又虑伤阴，而以六味地黄丸合二至丸加减来补肾、生精治病本，补中有清。全方合用，标本兼治，故收全功。

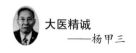

十一、淋证

【病因病机】

淋证以小便不畅，点滴淋痛，小腹拘急或痛引腰腹为主要症状，病位主要在膀胱和肾，并与肝脾有关。一般根据症状分为气、血、石、膏、劳五种类型，故称为五淋。《诸病源候论》载："诸淋者由肾虚而膀胱热故也。"在文献的记载中，淋证均由热结下焦为患，所以淋证多属实证、热证为多。

淋证一病，其病因病机重在下焦湿热，此乃历代医家所共识。《金匮要略·五脏风寒积聚病脉证并治》中认为，淋证乃"热在下焦"。《丹溪心法·淋》则曰"淋有五，旨属乎热"。淋证初起，必有下焦湿热，正如《景岳全书·淋证》中所云："淋之初病，则无不由乎热剧，无容辨矣。"但淋证病机看似简单，临床施治却非常复杂，究其缘由，盖因淋证初起必责下焦湿热，但若迁延日久，病及脾肾，虚实夹杂，湿热与阴虚共存，遣方用药则十分棘手。杨甲三教授将淋证的病因病机分为三点，虽重在湿热，但也勿忘脾肾。

1. 湿热结于下焦，注于膀胱，或房劳无节，以致水火不交，心肾气郁，遂使阴阳不和，清浊相干，蓄于下焦为患。

2. 厚味醇酒，郁遏中焦，脾土受害，不能化精微，别清浊，使肺金无助而水道不清。

3. 诸劳伤神伤精，水火不交，心肾气郁，遂使阴阳不和，清浊相干，蓄于下焦，久郁化热，灼津劫液，如日晒海水成盐为结石。

【诊断与鉴别】

石淋者，腹痛引腰，尿有砂石。气淋者，少腹满痛，余尿滴沥。膏淋者，尿浊涩痛，凝如膏糊。劳淋者，劳即发，少腹坠胀。血淋者，腹痛茎痛，尿中有血。

【注意事项】

1. 淋证虽有五种，其因总属于热。在治法上，古人有忌汗忌补之主张，故淋证初期，都以清热通淋为主，病延日久，转为慢性时，可以兼顾治疗脾肾。

2. 淋证往往会后遗筋骨疼痛，某一个肢体的某一个关节漫肿强直、不能伸屈，局部皮色不变等，治疗时应在清热利湿药中加茯苓、怀牛膝等解毒之品施治。

【辨证论治】

淋证由于小便症状的不同，在临床可以分为多种类型。在《中藏经》有冷、热、气、劳、膏、砂、虚、实之分，《诸病源候论》则有石、劳、气、血、膏、寒、热七种，《备急千金要方》提出"五淋"之说，《外台秘要》则详细论述了五淋："急验论五淋者，石淋，气淋，膏淋，劳淋，热淋也。"

杨甲三教授根据历代医家之论述，结合临床常见类型，将淋证分为五淋，即石淋、气淋、血淋、膏淋、劳淋。

1. 石淋

证候：少腹拘急，有时候绞痛而连及腰背，溺色黄赤或混浊，小便时淋沥疼痛难忍，或排尿时突然中断，尿中夹石带血。尿中排出砂石症状稍缓解。舌红，苔薄黄，脉弦或带数。

（1）药物治疗

治法：清热泄火，利水通淋。

下焦结热壅滞膀胱之际，当投苦通淡渗之剂，以清热消结、通涤砂石为法。

方药：石韦散加味。药用石韦、冬葵子、瞿麦、滑石、木通、

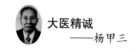

金钱草、海金沙、木香、王不留行、怀牛膝。小腹绞痛加甘草、延胡索。大便燥结，小便黄赤，加制大黄。久病少腹隐痛、阴分亏者，减木通、瞿麦，加南沙参、阿胶、车前子。阴虚阳亢，苔少而欠润，加生地黄、麦门冬。

方解：方中木通、瞿麦、石韦苦寒以清热通淋，滑石、冬葵子、金钱草、海金沙甘淡以渗湿涤石，以上均为主药。辅以王不留行专行血分，其性走而不守，木香走气分，有塞者通之的作用。另一方面，上药均属寒性，寒则凝之，故借木香之性温，使气血通畅，砂石易出。怀牛膝解毒利窍，对急性发作或尿中夹脓液者更为重要。这样配伍以清热利窍为主，行血通气解毒，以动结石为辅。少腹疼痛加延胡索止痛，甘草性甘能缓急。大便燥结、小便黄赤加制大黄，通大便，泄结热。久病必伤脾胃，故减木通、瞿麦等药以免苦寒伤胃之弊。清利之剂易伤阴津，故加阿胶、沙参以滋阴津。阴虚阳亢以麦门冬、生地黄之甘寒急救其阴。

（2）针灸治疗

治法：取手足太阳经同气相应，并辅以足太阴经以清热导赤，取局部任脉、阳明二经之穴通水道而涤砂石。

处方：前谷、足通谷、关元、水道、阴陵泉。

久病阴虚加三阴交、复溜。

方义：前谷属手太阳小肠经，足通谷属足太阳膀胱经，二穴均是太阳经，又是同属荥水，为同气相应的配穴法。前谷功能清心火，导赤下行，足通谷是水经中之水穴，功能壮水以制阳火。阴陵泉是足太阴脾经之合水穴，故能渗湿利水。局部以任脉之关元、阳明经之水道穴直接通涤水道，使砂石排出。久病阴虚加三阴交以补其阴。复溜性属经金，为足少阴肾经的母穴，故有补肾阴的作用。

2. 气淋

证候：实则少腹满痛，小便涩滞，余沥未尽，尿道疼痛不

剧，胁胀嗳气。气虚见少腹坠胀，尿频里急，尿道不作痛，面色
㿠白，神疲乏力，舌根苔滑腻较厚，脉虚弱。

（1）药物治疗

治法：行气去滞，通利水道。

方药：沉香散加减。药用沉香、枳壳、车前子、滑石、王不
留行、冬葵子、木通、南沙参。

少腹坠胀，小便余沥不尽，加升麻、人参、白术、甘草。

方解：沉香专于化气降浊，其性温而不燥，行而不泄，故为
君药。枳壳之性浮兼通肺胃，与沉香配伍既能上通肺胃，又能扶
脾达肾，摄火归原。佐以木通之清热导赤，车前子之通利行水，
冬葵子之清利下窍，滑石之清肺胃之气，下达膀胱以通利六腑九
窍。王不留行善走而不守，沙参清肺滋津养肾。此方妙在甘润得
苦而不呆滞，苦辛得甘润而不刚燥。少腹下坠，小便余沥未尽，
是气虚下陷之症，故以人参、白术、甘草补气，升麻升提，不使
元气下陷。

（2）针灸治疗

治法：循经取手太阴经之络、足太阳经之荥水，开肺气下达
膀胱以通利下窍，局部取膀胱之募穴、人气之海以通州都之气。

处方：列缺、足通谷、中极、气海。

大便燥，少腹作痛连腰，加内庭、足临泣。少腹坠胀加灸
百会。

方义：列缺为手太阴肺经的络穴，不但联络着肺经与手阳明
大肠经的表里关系，通二经阴阳之气，又是八脉交会穴之一，与
交会于胸腹部正中线的任脉相通，配取足太阳膀胱之募穴中极，
二穴相配，为任脉肢体配穴法。另一方面，由于手太阴肺经五行
属金，金能生水，足太阳膀胱经五行属水，故取手太阴肺经之络
穴，通过相生的关系治疗足太阳膀胱经的症候。足通谷是足太阳
膀胱经之荥水穴，是水经中之水穴，为本经之代表穴，故取用治

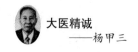

疗膀胱结热。气海位于任脉经线上，脐下 1.5 寸，为生气之海，也就是主治一切气病的要穴，少腹胀满取用此穴，具有总调下焦气机的特殊功效。少腹坠胀是气虚下陷之症，取百会为下病取上的方法，灸之能升提阳气。内庭是足阳明胃经荥水穴，有清热利水、通利大便的功效。足临泣为足少阳胆经的输木穴，与带脉直接相通，能治少腹胀痛引腰而疼的症状。

3. 血淋

证候：实证表现为小便灼热刺痛，尿色深红，尿中有血，血色红紫，苔黄，脉数。日久转虚证，表现为尿道疼痛不甚，血色淡红，腰膝酸软，神疲乏力，舌淡红，脉虚弱。

（1）药物治疗

治法：清热利水。

方药：导赤汤加味。药用生地黄、木通、甘草梢、淡竹叶、旱莲草、北沙参、阿胶、金银花。

尿血颜色红紫，尿时茎中剧痛，加琥珀。尿血颜色淡红，尿时茎中不甚痛者，加血余炭、车前子、龟板，减木通。

方解：木通苦降心火，导赤引热从小便泄出。淡竹叶淡渗，助水通导心热下降。甘草梢达茎中而止痛。北沙参清金降气。生地黄凉血滋阴。金银花清营解毒。阿胶、旱莲草补血止血。此方不用大苦大寒大热之品故不伤阴阳。淋证宜通，血病宜润，故以通润立方。尿血色红紫是血结膀胱之症，故加琥珀消瘀。尿血淡红属血虚而热，故减木通，加车前子之通小便而不伤其气，加血余炭、龟板加强止血滋阴的作用。

（2）针灸治疗

治法：取手足少阴经之穴以凉血清热，手足太阴之合穴以开肺下气通利小便，使营热清则血不妄行而归经。

处方：阴郄、水泉、尺泽、阴陵泉。

尿血淡红，腰部酸痛，加肾俞、复溜。

方义：阴郄是手少阴心经的郄穴，水泉是足少阴肾经的郄穴，为孔隙之意，即骨与肉的间隙，为气血深集之处，一般应用于急证。下焦湿热内蕴，伤及营分，血热妄行以致的血淋，取用手少阴心经郄穴泄心火而清营分，足少阴肾经郄穴以壮肾水制心火，心火宁，营血清，血得静而不妄行。气为血帅，血随气行，故取手太阴肺经合穴尺泽以理气。脾统血，足太阴脾经之阴陵泉以统其血。尿血淡红属肾虚，故以足少阴肾经之复溜和背部的肾俞以补其肾。

4.膏淋

证候：实则小便混浊如泔水，置之沉淀如絮状，上有浮油若脂，或夹有凝块，或混有血液，尿时茎中涩痛，小便脂腻如膏，混浊而频，舌红，苔黄腻，脉濡数；病久较虚，反复发作，淋出如脂，形体消瘦，尿时多作痛但不重，头昏无力，腰膝酸软，舌淡，苔腻，脉细弱无力。

（1）药物治疗

治法：温肾利湿，分清化浊，健脾补精。

方药：萆薢分清饮加减。药用萆薢、茯苓、甘草梢、石菖蒲、益智仁、乌药、泽泻、杜仲。

方解：脾气健旺则湿浊去，肾精得充而无湿邪之扰，则膏浊自能收摄，故以萆薢渗湿，以益智仁补脾，甘草和中以助健脾之功，杜仲补肾充精。佐以宣通，故以茯苓、泽泻泄肝渗湿从小便泄出。宣通必兼理气利窍，故以乌药理诸气，石菖蒲利窍。

（2）针灸治疗

治法：脾肾并治必兼治肝，益肝肾同治以助健脾。

处方：脾俞、肾俞、太冲、复溜、关元、阴陵泉。

方义：阴陵泉是足太阴脾经的合穴，属水，与肾和膀胱有密切的联系，不但有健脾的作用，还有宣泄水液、通利小便的卓

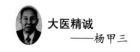

效。古人认为，背部各俞穴是经络之气流注到内脏去的穴位，每一穴分别联系着所通的脏腑，穴名上有脏腑的名称，使其主治作用易于辨别。脾俞穴因与脾脏相联系而得名，是主治脾脏疾病的要穴。肾俞穴因与肾脏相联系而得名，也是主治肾脏疾病的要穴。二穴施行补法，有健脾补肾的作用。复溜是足少阴肾经的经金穴，是水经中的金穴，金能生水，金为水之母，水为金之子，这是根据"虚则补其母"的原则，施行补法，金气充实之后，母能饲子，即能补肾虚之不足了。太冲是足厥阴肝经输土穴，是肝经与脾经联系之穴，有疏肝健脾的作用。

5. 劳淋

证候：淋病延久，或经治疗已经向愈，但不彻底，故劳而复发，少腹坠胀，腰膝酸软，舌质淡红，脉弱，或小便混浊，茎中稍痛，流白浊。

（1）药物治疗

治法：益气升阳，调补脾胃。

当予甘温之味健脾益肺，参以甘淡宣泄下焦湿热，以通补兼施。

方药：补中益气汤加减。药用人参、黄芪、甘草、白术、陈皮、车前子、泽泻、当归。

腰酸腿软加杜仲、菟丝子。

方解：气虚脾弱之体，遇劳则脾更伤，脾伤及肺。肺为水之上源，肺失治节，则气化失常，同时脾伤则生湿，湿邪下流于肾，肾主二阴，以致使不能畅。脾胃虚则肺气先伤，故以人参、黄芪补气，佐以白术、甘草健脾，当归和血，陈皮理气。脾虚则生湿，湿邪下流于肾，故用车前子、泽泻宣泄下焦湿邪以安其肾。腰酸腿软是肾虚之症，故以杜仲、菟丝子补肾填精。

（2）针灸治疗

治法：从脾论治，使肺气足，肾气安，而愈劳淋。

处方：三阴交、足三里、合谷、气海、关元。

腰酸腿软加肾俞、志室。

方义：三阴交属足太阴脾经，足三里属足阳明胃经，二穴伍用，是脾胃阴阳表里配穴法，功能健运脾胃，帮助消化，是临床常用的有效配伍处方。肺为水之上源，故取与手太阴肺经相表里的手阳明大肠经的原穴合谷以理肺气，健脾理气，使肺气开，水源通。佐以气海之补气以助脾运，关元之补阴以滋阴固之。腰酸腿软是肾虚之症，故取肾俞、志室。

十二、痹证

【病因病机】

痹者，闭也，为阻塞不通之意。痹证是指经络气血循行不畅，致肢体出现疼痛肿胀酸麻等症状。杨甲三教授对《内经》中有关痹证的论述进行了认真的学习。他认为《内经》中对痹证的成因、病机、证候、分类及预后等方面都作了较为系统的论述，尤其有关针灸治疗的内容，至今仍对针灸临床有重要的指导意义和参考意义。如《素问·痹论》记载："风寒湿三气杂至，合而为痹也。其风气胜者为行痹，寒气胜者为痛痹，湿气胜者为着痹也。"由于痹证病因为风、寒、湿三气杂至，根据发病原因及其症状，分为行痹、痛痹、着痹三种。另外，若素体阳盛，邪郁化热，则可发为热痹。《素问·痹论》曰："其热者，阳气多，阴气少，病气胜，阳遭阴，故为痹热。"由于感邪部位的深浅不同，所以又分为筋痹、骨痹、肌痹、脉痹、皮痹、五脏痹、肠痹、胞痹及食痹等。尚有周痹、众痹之说。二者均有风性善动不居的特点，可视为行痹。

风、寒、湿三邪为主因，过劳气血虚弱、房劳、坐卧湿地、冲冒霜露、气候突然变化等为常见诱因。风气胜者，邪寒窜经

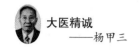
络，与气血相搏，流气无定，故亦称行痹。湿气胜者，水湿逗留，阻滞经络，营卫气血滞涩不行，称着痹。若寒气胜者，则邪遏经脉，血脉凝滞，不通则痛，故称痛痹。风胜者，多犯于上。寒湿胜者，多侵于下。

1. 以病因定名

行痹：其病上下左右流注不定，谓"风胜则动也"。风为阳邪，阳主升，故其痛在上。阳主动故善行而数变，故疼痛流注不定。

痛痹：身或局部酸痛，甚则肢体挛急，严重时见肢体变形，屈不能伸，腰难直立，手足寒冷，得暖则痛稍减，手足不温。

着痹：肢体重着，痛处固定而兼麻木不仁，或兼浮肿，病位多在下部。湿性重浊，故有着而不移、身体沉重的感觉。

2. 以病位定名

筋痹：痛无定处，疼痛拘挛，屈而不能伸。痹证后期常见此病状。

骨痹：肢体痿弱不能动弹，骨面部肿胀作痛。

肌痹：肌肉疼痛，麻木重着不仁，活动疼痛加重。

脉痹：血液凝滞脉道，不通则痛，多在冬季发作，肢末皮色发紫，麻木疼痛。

皮痹：皮肤发冷、发木，没有知觉。

3. 其他

周痹：以周身疼痛为特点。痛处固定属着痹，痛无定处属行痹。

历节风：周身关节疼痛，发寒发热。如关节红肿热痛，痛如虎咬，昼夜不止，称为白虎历节痛风。

鹤膝风：膝关节肿痛不移，胫部肌肉萎缩。症状如痛痹。

草鞋风：足踝肿痛且酸，重着不能步履。症状如着痹。

心痹：心下满，暴上气，心烦，咽干善噫，厥气止则恐。

肝痹：夜卧则惊，多饮，小便数。

肺痹：烦满，喘而呕。

肾痹：善胀。

脾痹：四肢懈，发咳呕恶。

肠痹：肠鸣，大便泄泻。

胞痹：少腹部有压痛，小便涩而不利。

【诊断与鉴别】

1. 肿胀：寒胜则漫肿有定处，风胜则红肿走注，湿胜则浮肿重坠。

2. 拘挛：寒湿偏胜则新病关节拘急，肌肉如常，风湿偏胜则久病关节拘急，肌肉消瘦。

3. 疼痛：寒胜则锐痛，风胜则刺痛，湿胜则酸痛，虚则活动痛甚。

【注意事项】

1. 饮纳不香，痰多脘胀，忌用甘腻滋滞之品。

2. 根据"以痛为腧"的原则，痹证皆可取相应的阿是穴治疗。局部疏通经络时，宜用较强刺激手法，使之通则不痛。

3. 痹证的分型是相对而言的，临证时，应根据复杂变化的病情，将诸种痹证相互联系，以进行全面的诊断和治疗。

4. 治疗时应严格掌握针刺的深浅，做到有的放矢，直达病所。应"刺有浅深，各至其理，无过其道"（《素问·刺要论》）。《素问·刺齐论》曰："刺骨者无伤筋，刺筋者无伤肉，刺肉者无伤脉，刺脉者无伤皮，刺皮者无伤肉，刺肉者无伤筋，刺筋者无伤骨。"

【辨证论治】

1.行痹

（1）药物治疗

①新病

治法：急散风邪，御寒利湿，参以补血。

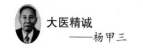
方药：防风汤。药用甘草、当归、赤茯苓、杏仁、秦艽、葛根、羌活、桂枝。

大便秘结加大黄、芒硝。

方解：防风为治风祛湿之要药，借杏仁辛味横行而散，苦味直行而降，二者相互为用急散风邪。秦艽入手足阳明而化肌肉之湿水，羌活发汗解表以透关节湿邪，桂枝之辛以散表，性温以御寒，透达营卫，开启腠理，三药为伍，使风寒湿邪由关节、肌肉、腠理从深到浅地得以表解。葛根性升属阳，能鼓舞胃中清阳之气，胃气敷布，诸痹自开。风为阳邪而化热，所以配甘草泻心火，赤茯苓利湿导赤，使湿热之邪得以从小便泄出。治风先治血，血足则风散，故用当归之补血而助治其风。

②久病

治法：宿邪要缓攻，养肝则风息筋滋，脾气强健则无痰。

方药：柴胡养血汤。药用柴胡、玄参、生地黄、白芍、蒺藜、牛膝、木瓜、桑寄生、地骨皮、甘草、白术。

方解：风为阳邪，以玄参、生地黄、地骨皮之寒滋阴养血涵木以清消风热。白芍酸寒、木瓜酸而微温以敛阳疏肝，舒筋止痛。柴胡引诸药入肝经以疏肝，白术引诸药入脾经以健脾，疏肝则风息筋滋，健脾则湿化痰祛以安其内。以蒺藜补肾固精，牛膝入肝养筋，桑寄生祛风逐湿，通调血脉。精得固，筋得养，血脉通，则风寒湿邪得以解。

（2）针灸治疗

治法：新病以肝胆二经论治。兼以风病，取上以急散疏风为主，御寒利湿辅之。

处方：风池、风府、太冲、阳陵泉、大陵。

方义：肝胆属木，主风，根据脏病取原穴、腑病取合穴的理论，取足厥阴肝经原穴太冲、足少阳胆经合穴阳陵泉。风府位于项部，通总督一身之阳的督脉及主表之足太阳膀胱经，可助阳散寒。行痹重在风邪为患，风池为足少阳胆经腧穴，位在头项，与风府同为祛风要穴，两穴有祛风散寒、通络止痛的功效。大陵为手厥阴心包经原穴，与足厥阴肝经太冲穴为同名经上下配穴，太冲亦为原穴，原主气，可行气止痛。

2. 痛痹

（1）药物治疗

治法：祛病散寒为主，疏风燥湿为佐，参以补火。

方药：温经汤。药用羌活、独活、柴胡、枳壳、桂枝、川芎、当归、葛根、防风、钩藤、木瓜、姜黄。

方解：桂枝辛甘温，入肺经、膀胱经，能发汗解肌，温经通阳，以解散肌腠风寒。防风入膀胱、脾、肝三经，疏风散邪，升举阳气。羌活、独活下肾、膀胱二经以散风除湿。以上诸药能统治七经之邪。寒则气滞血凝，故以当归之血中气药补血行气，破瘀通经。枳壳通气。气得通畅，血得活行，则经络气血循环流通而不痛。寒主收引，筋脉拘急，取桂枝、防风等散寒祛风，辅以钩藤、木瓜舒筋活络，使拘急缓解。趁新病尚未伤及胃气之时，以葛根鼓舞胃中清气输布四肢，以扶正祛邪之法疏通经络之痹闭。

（2）针灸治疗

治法：以督脉、太阳经取穴助阳散寒为主，参以加灸益其火而助散寒邪。

处方：大椎、后溪、申脉、局部阿是穴。

方义：大椎是督脉的腧穴，诸阳经均会于此，有助阳散寒祛风的作用，能治因风寒湿邪杂至经络所致的一身尽痛，它与八脉交会穴后溪配用，是肢体奇经会穴配穴法。太阳主表，膀胱是决渎之官，因此取该经与阳跷脉有关的申脉穴（阳跷脉之所生），不但有解表利湿的作用，同时跷脉主运动，亦是治疗经络受侵而致的运动障碍的主要穴位。佐以局部取阿是穴加灸，可温经络，使

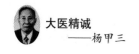
寒邪得以温散。

久病以脾、胃二经取穴内和脏腑为主，胃气健旺则束筋骨而利关节，佐以局部加灸温通经络。上方加足三里、三阴交。

久病则脾胃必虚，所以在上方通经活络的基础上加足阳明胃经合土穴足三里健胃，足太阴脾经之足三阴经会穴三阴交补阴培土。胃是脏腑之长，治胃能调和脏腑，使胃气敷布四肢而通经络。

3. 着痹

（1）药物治疗

①新病

治法：以利湿为主，祛风解寒为佐，参以补气。

方药：加味四苓散。药用猪苓、赤茯苓、泽泻、苍术、羌活、独活、川芎、人参、升麻、黄柏。

方解：苍术辛苦而温，芳香而燥，直达中州，有燥湿健脾的作用。但风寒湿痹病既在体表，须用羌活、独活升中有降，方能通达周身，散风胜湿，透关和节，以专治从外受之湿邪。风湿相搏必化热，故以黄柏苦寒燥湿而清湿热。湿为浊邪，故用升麻之升清，并以猪苓、茯苓、泽泻以降浊，使湿热之邪从小便渗出，"湿热必利小便"是釜底抽薪之法。湿性瘀滞，用川芎不但有补血的作用，并能升清阳而开瘀滞，为通阴阳气血之使。参以人参益气补阳以助健脾而化湿邪。

②久病

治法：益气，佐以风药。

方药：加味四君汤。药用独活、草薢、黄柏、苍术、白术、当归、人参、茯苓、甘草、牛膝、川续断。

方解：久病必致脾虚，故以四君汤之参、苓、术、甘以补气培土。脾性湿主四肢，脾气健，湿气化，则胃气敷布四肢，以固其本。苍术辛温燥湿，黄柏苦寒燥湿，二药为伍谓二妙。草薢分清去浊，续断续筋坚骨，使气血足，脾胃健，筋骨壮，阴阳和，其经络痹闭自通。

（2）针灸治疗

①新病

治法：利湿取下。

处方：太白、阴陵泉、委阳、天柱、阿是穴。

方义：脾主湿，故取下肢足太阴脾经输土穴太白、合水穴阴陵泉以健脾化湿。膀胱是州都之官，气化出焉，三焦为决渎之官，水道出焉，取二经有关的穴位，有生气利水化湿的作用，委阳既是足太阳膀胱经穴，又是三焦的下合穴，与足太阴脾经太白、阴陵泉配伍，能使湿邪从小便泄出。天柱是足太阳膀胱经头部的穴位，有化湿利水的作用，由于风性轻扬，故又有祛风的作用。佐取阿是穴，疏通局部经络，使其通畅而不痛。上穴均加灸辅以散寒。

②久病

治法：取任脉及脾、胃二经，以益气健脾和胃为主。

处方：新病处方加气海、足三里、三阴交。

方义：取脾经之三阴交以健脾，取足阳明胃经之足三里以和胃，脾胃属土，土为万物之母，胃气强则五脏俱盛，胃气弱则五脏俱衰。脾主肌肉四肢，脾健则肌肉丰满，四肢活动矫捷，故配气海补气。脾胃健，正气足，在里在阴之邪得以托出。风宜疏散，寒宜温经，湿宜清燥，有余则发散攻邪，不足则补养血气。

因此，治疗痹证，药物方面可选用当归、川芎、生地黄、白芍之补血息风，羌活、防风、秦艽之祛风化湿，红花、姜黄之活血通经。风胜加白芷以祛风。湿胜加苍术、胆南星以燥湿化痰。寒胜加独活、肉桂以祛散寒湿。热则加黄柏、木通以清热导赤。上肢加桂枝、葛根之上引。下肢加牛膝、防己、草薢以下引。气

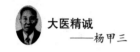

虚加人参、黄芪以补气。便秘加大黄以通大便。病久而重者加川乌以搜风。针灸方面可取风池之祛风，足三里、太白之健脾胃化湿邪，大陵之清热导赤，阿是穴之疏通局部经络。风胜加风府之祛风。湿胜加阴陵泉之利湿。寒胜针后加灸以温解寒邪。关节伸屈不利，筋有病者，加筋会阳陵泉。肢体瘦弱不能动之骨病，加骨会大杼、髓会绝骨。肌肉疼痛加脾经络穴公孙。脉道和皮部有病之皮色发紫麻木，加脉会穴太渊。

4. 皮痹、肌痹、筋痹、脉痹、骨痹的刺法

（1）皮痹：皮肤麻木不仁，或发为瘾疹。可取半刺法。《灵枢·官针》曰："半刺者，浅内而疾发针，无针伤肉，如拔毛状，以取皮气，此肺之应也。"

（2）肌痹：肌肤尽痛，或四肢肿胀、懈惰。可取合谷刺、分肉刺。《灵枢·官针》曰："合谷刺者，左右鸡足，针于分肉之间，以取肌痹，此脾之应也。"《素问·长刺节论》曰："刺大分、小分，多发针而深之，以热为故，无伤筋骨。"分，即肌肉会合处，肉之大会为合，小会为谷。

（3）筋痹：筋拘挛疼痛，不可以行，屈不伸。可取关刺法。《灵枢·官针》曰："关刺者，直刺左右，尽筋上，以取筋痹，慎无出血，此肝之应也。"

（4）脉痹：脉络青紫怒张，时有胀痛，或发为脉绝。可取豹文刺、泻血法。《灵枢·官针》曰："豹文刺者，左右前后针之，中脉为故，以取经络之血者，此心之应也。"《灵枢·寿夭刚柔》曰："久痹不去身者，视其血络，尽出其血。"

（5）骨痹：骨重不可举，骨髓酸痛，关节变形挛急，兼见卷肉缩筋。可取输刺法。《灵枢·官针》曰："输刺者，直入直出，深内之至骨，以取骨痹，此肾之应也。"

5. 五脏痹的刺法

（1）肺痹：症见恶寒发热，烦满咳喘，胸背引痛，脉浮数。

始以宣降肺气。取肺俞、太渊、足三里。

（2）心痹：症见心烦心急，气促喘息，胸膺满闷，脉细涩。治以清心宁神，活血通络。取心俞、厥阴俞、膻中、天池、大陵。

（3）脾痹：症见四肢懈怠，脘腹痞闷，纳入欠甘，脉濡缓。治以健脾利湿。取太白、脾俞、阴陵泉、三焦俞、肾俞。

（4）肝痹：症见胁痛呕吐，心下支满，夜卧则惊，甚则阴缩，脉弦硬。治以疏肝理气。取太冲、肝俞、内关、阳陵泉。

（5）肾痹：症见畏寒肢冷，少腹胀满，遗尿溲频，甚则尻以代踵，脊以代头，脉尺部沉弱。治以温补肾气。取肾俞、命门、太溪。

【妙手回春】

皮某，女，45岁。

初诊： 1988年10月25日。

患者于去年春季感受风寒后，自觉各小关节疼痛而无定处，尤以手指关节疼痛为甚，渐至肘、膝关节亦痛。曾在某医院诊为"类风湿关节炎"。现指关节轻度肿大、变形、拘紧，膝关节活动不利，活动后疼痛更甚，伴疲乏，活动不利，面色萎黄，腹胀便溏，自汗，舌质淡，苔腻微黄，脉弦细。

辨证：痹证之行痹。

治法：祛风养血，佐以散寒化湿，兼以疏通经络。

针灸处方：风池、风府、膈俞、合谷、太冲、大椎、太白、阿是穴（灸）。

针刺方法：风池、风府、合谷行泻法，稍强刺激。膈俞、太白、大椎、太冲行补法。留针20分钟，每日治疗1次。

治疗4次后关节肿痛明显减轻，腹胀便溏、自汗消失。经治疗30余次，面色转为红润，精神转佳，步履较前轻快，各关节

143

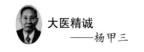

肿痛消失。嘱内服玉屏风散及八珍汤以善其后。

　　按语：风池、风府二穴为疗风之总穴，均以善治风邪得名，配血会膈俞乃"治风先治血、血行风自灭"之意。太冲为肝经原穴，又为输穴，应脾，有调肝健脾化湿作用，配手阳明大肠经原穴合谷，为脏腑原穴相配，具有疏风化湿、通络止痛之功。因兼有肺虚表阳不固，故加督脉之大椎以助阳散寒固表，加脾经原穴太白以健脾运湿。方证相合，收效甚速。

十三、痿证

　　痿证是手足软弱无力，百节缓纵不收，不能动作的疾患。病因多数属虚、属热，以耗精夺血损津为主。

【病因病机】

　　1. 邪热伤津：《素问·痿论》曰："故肺热叶焦，则皮毛虚弱急薄，著则生痿躄也。"肺为水之上源，主布化津液（津血同源），如肺热叶焦，则水源乏竭，津液无以布化，势必阴伤血夺，使筋骨不荣，而成痿躄。

　　2. 湿热：湿热郁蒸，以致筋脉弛缓缩痿。《素问·生气通天论》曰："湿热不攘，大筋软短，小筋弛长，软短为拘，弛长为痿。"《素问·痿论》曰："有渐于湿，以水为事，若有所留，居处相湿，肌肉濡渍，痹而不仁，发为肉痿。"

　　3. 内伤房劳：肝肾阴损，精亏血虚，相火蒸腾，则阴愈伤而火益炽，灼筋耗髓，髓不足则骨不强，不能任身为痿躄。《素问·痿论》曰："意淫于外，入房太甚，宗筋弛纵，发为筋痿。"

　　4. 七情所伤：情志过甚损及心脾，气血虚弱，筋脉失养，而成痿证。

【诊断与鉴别】

1. 邪热者，身有高热，口渴烦躁。湿热者，胸脘痞闷，身重面黄。房劳者，头晕遗精，腰脊酸软。七情所伤者，掌热失眠，心悸惊惕。

2. 痿与痹：痹、痿同为筋络骨髓间病，但痹以邪实而痛，痿属多虚不痛。痹以通行为务，痿以清补为先。

【注意事项】

1. 肺热禁温。若肺金壅塞，阳气不能下达，以致两足痿而肤冷，当用重棉裹足跗转热，不能认为阳虚即妄投温剂，宜以清肺和胃之法治之。

2. 胃虚禁寒。若食少肌瘦或泄泻者，虽有内热阴虚之征，久用寒凉则谷气益衰，四末益枯。胃为万物之母，资生气血之乡，饮食进而痿弱自健，宜以芳香甘温之品，先复胃气为主。

3. 湿热禁厚味。若湿热成痿，须严戒厚味，以免生痰。

4. 本病一般多属虚证、热证，治疗当以滋阴养血、生津强肾为主。应根据不同病因，以治上清肺生津、治中补养肝脾、治下滋养精血为原则。

5. 古人根据五脏见证，将痿证分为五痿，如下肢痿证兼咳喘叫肺痿（皮痿），兼爪枯筋挛叫肝痿（筋痿），兼色黄肉弛叫脾痿（肉痿），兼色黑耳焦叫肾痿（骨痿），兼色赤脉溢叫心痿（脉痿），说明邪可由经络波及内脏。因此，痿证宜速治，勿使病深入脏。

【辨证论治】

1. 邪热

（1）药物治疗

治法：清燥润肺。

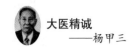

养肺阴，清阳明，下病治上，乃古之成法。两足之痿，必赖肺津以输筋。治阳明之热，滋肺金之阴，能下荫于肝肾，肝得血则筋舒，肾得养则骨强，阴血充足，则络热自清，筋舒骨强络清则痿自愈。

方药：清燥救肺汤。药用桑叶、熟石膏、甘草、人参、胡麻仁、阿胶、麦门冬、杏仁、枇杷叶。

方解：桑叶经霜者，得金气而柔顺不调，其性味苦甘微寒，能清宣肺之邪热。熟石膏清肺胃之燥热。杏仁之辛味能拔散肺之风热，枇杷叶入肺胃可下气降火。上药均以清热散邪，滋燥降火，以治其肺热。胃土为肺金之母，故以甘草之和胃以生肺金，人参之生胃津养肺气，胡麻仁之益脾土而滋肺金。肺金愈燥则阴津愈伤，故用阿胶之补肾水以润肺金，麦门冬之滋燥而清水泉源。

（2）针灸治疗

①局部治疗法：此为在局部取用腧穴的方法，必须与整体治疗法并用，方能加强疗效。

处方：上肢：肩髃、肩髎、曲池、手三里、外关、列缺、合谷、后溪。下肢：环跳、髀关、伏兔、风市、足三里、阳陵泉、昆仑、解溪、太冲、内庭。

以上穴位可以轮换施用。

②整体治疗法：肺经表里取穴以治其上。清阳明之热，滋肺金之阴而复肺津，滋养筋络，筋舒络清，使肺气能收摄于一身，肢体活动方能正常。

处方：少商、商阳、合谷。

方义：少商为手太阴肺经的井穴，能泄诸脏之热，故点刺放血有清泄肺热的卓效。肺与大肠相表里，病在表或多属暴发者治在腑，故取手阳明大肠经之原穴合谷、井穴商阳解表疏风清热。三穴为伍为表里阴阳配穴法，对肺部有热所引起的一切疾病均有疗效。

2. 湿热

（1）药物治疗

治法：清热燥湿。

扶后天，使脾胃运化则湿热得清。《素问·痿论》曰："治痿者独取阳明。"阳明胃乃水谷之海，生津生血，端赖水谷之气为本，胃气强，水谷充，津血充沛，则全身的筋脉得津血荣濡，自然不会成痿。惟有津血不充，筋脉失养而痿乃成。独治阳明是培后天以生津养血而滋阴也。

方药：加味三妙丸。药用黄柏、苍术、白术、萆薢、牛膝。

方解：苍术、白术培后天以健其胃，运化湿邪为君，配黄柏苦寒具有清热燥湿之妙用。萆薢之入肝祛风，入胃化湿，亦有分清化浊的作用。湿邪受于下而成痿，尚需牛膝引诸药下行补肝肾以强筋骨。胃气健旺则湿邪得去，而肾无邪之扰，自能收摄而痿证自愈。

（2）针灸治疗

治法：以脾胃二经论治，补后天充津血，化湿热，使筋络之湿得清，津血荣濡以愈痿软。

处方：脾俞、胃俞、中脘、足三里、三阴交。

方义：补脾俞、三阴交以健运脾脏，补中脘以壮胃气而升清阳，泻足三里引胃气下行，降浊导滞，健脾胃运化，津血充沛则宗筋润，能束骨而利关节。

3. 房劳

（1）药物治疗

治法：滋阴降火。

阴愈伤而火益炽，培本以补阴伤，清源以降相火，使阴与阳齐，则水能制火，斯无痛矣。

方药：大补阴丸。药用黄柏、知母、熟地黄、龟板、猪脊髓。

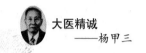

或用健步虎潜丸。

方解：内伤房劳则肝肾阴损，阴越伤火越炽，灼筋耗髓，故以黄柏坚阴，知母泄热，二者皆苦寒坚阴之品，能制龙雷之火而保真阴，以清其源。若不顾其本，病去犹恐复来，故又以龟板以补阴，熟地黄滋水，猪脊髓以髓补髓，取以形补形之义，补髓填精以培其本，筋得滋则关节利，髓足则骨强而愈痿弱。

（2）针灸治疗

治法：补精益气、强壮筋骨以治其下。

筋得气则健，骨得髓则壮。

处方：肾俞、肓俞、气海俞、气海、阳陵泉、悬钟。

方义：肾俞与肓俞均与足少阴肾经有关，具有补肾填精的作用。气海俞与任脉之气海均因补气而得名。筋会穴阳陵泉之舒筋，髓会穴悬钟之益髓，精足髓充则步履健，气壮筋舒则关节利。

4. 七情所伤

（1）药物治疗

治法：疏肝和胃。

疏肝理气而解其郁，胃为气血之源，润宗筋束筋骨以利其关节。

方药：加味五痿汤。药用人参、茯苓、白术、甘草、当归、麦门冬、牛膝、知母、黄柏、薏苡仁、牡丹皮、山栀子、柴胡。

方解：肝郁宜疏，故以柴胡疏肝郁为君。肝病无不伤脾，脾伤则四肢不为用，故以人参、白术、茯苓、甘草补气健脾。肝为藏血之脏，肝郁则血病，故以当归补血。久郁必化火，故以牡丹皮泻血中伏火，山栀子泻三焦郁火。两足之疾必赖肺津以输筋，故以麦门冬、知母之润肺津。但病既传于下焦，又非仅治中可愈，故以黄柏苦寒下降之品，入肝肾清下焦之湿热，牛膝补肾强筋骨引诸药入下焦。这是标本兼治、中下两解之法。

（2）针灸治疗

治法：疏肝和胃而治其中。

疏肝以解郁，和胃以培后天而固其本。

处方：期门、间使、中脘、足三里。

方义：期门是足厥阴肝经的募穴，以疏肝解郁。肝经属木，心包经属火，火是木之子，久郁化火，以"实则泻其子"的理论，故取用手厥阴心包经之间使穴。中脘是腑之会穴，可治六腑之病，同时它又是足阳明胃经的募穴，故为治胃病之要穴。配胃经之合土穴足三里为肢体募合配穴法，对治疗胃部一切疾病均有实用价值。

十四、颈椎病

【病因病机】

颈椎病是因为颈椎发生病变而导致的疾病。确切而言，是指颈椎椎间盘、颈椎骨关节、软骨、韧带、肌肉、筋膜等发生退行性改变及其继发病变，致使脊髓、神经、血管等组织受到损害，如压迫、刺激、失稳等，由此产生的一系列临床症状。

杨甲三教授在多年的临床实践中，对本病的病因病机及针灸治疗进行了深入的探讨，形成了其独具特色并确有疗效的治疗方法。《灵枢·经脉》中说："小肠手太阳之脉……是动则病……不可以顾，肩似拔，臑似折……颈颔肩臑肘臂外后廉痛。"《灵枢·五邪》指出："邪在肾，则病骨痛阴痹，阴痹者，按之而不得……肩背颈项强痛，时眩。"《素问·长刺节论》还说："病在骨，骨重不可举，骨髓酸痛，寒气至，名曰骨痹。"这些都说明肾气不足，肾虚不能涵养筋骨，且腠理疏泄，卫外不固，易受风寒之邪侵扰，致经络受阻，气血运行不畅，而发疼痛、麻木、活动不利等症。杨甲三教授对颈椎病的认识与《素问》和《灵枢》中的论述相一致，即以肾气不足为本，外邪袭络为标。

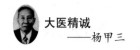

颈椎病多发于40岁以后，属于中老年疾病，或发于年轻者，也多因劳损而致，病位主要在颈项部的筋骨关节。针对这些特点，杨甲三教授结合中医基础理论，对其病因病机进行了探讨。《素问·阴阳应象大论》中说："年四十，而阴气自半也，起居衰矣。""阴气"主要是指肾阴，说明人过中年，肾气不足，起居活动衰退。肾受五脏六腑之精而藏之，肾阴是人体一身阴之根，是肾气的物质基础，亦即人体生命的物质基础。《素问·上古天真论》论述了人体随着肾气的增长而逐渐成长壮大，又随着肾气的衰少而走向衰老和死亡的过程。而肾气的盈亏消长过程就是肾阴的盈亏消长过程。肝与肾同居下焦，水木相生，乙癸同源，肾阴虚，肝阴亦虚。筋骨失养，则筋骨懈堕。王冰说："肝气养筋，肝衰故筋不能动，肾气养骨，肾衰则形体疲极。"肝阴虚，则胆气亢，少阳枢机不利，影响关节的枢纽功能。颈项支撑头颅，连接躯体，是人体枢要部位，所受影响尤为明显，故活动不利。肾虚则膀胱气弱，卫外不固，风寒外袭，头项先受之，故头项疼痛。三焦合属于肾，故本病可累及三焦经，出现上肢疼痛，手指麻木。肝肾不足，阴虚于下，阳亢于上，或风阳内动，头晕目眩，甚则眩晕欲仆。因此，杨甲三教授认为本病具有本虚标实、下虚上实的特点。初起时，以标实为主，随着病程的延长，病情的发展，肝肾亏乏，气血耗伤，损及后天脾胃，临床表现除上述症状外，还会有肌肉萎缩，筋骨拘挛，肢体痿废，本虚则成为本病的主要因机。

【诊断与鉴别】

颈椎病是针灸临床非常常见的疾病，好发于40～50岁的人群。现在由于生活及工作环境的改变，很多年轻人也患有此病，使该病的发病率明显提高。颈椎病的临床症状主要为头、颈、肩、臂、手及前胸等部位的疼痛，疼痛可表现为局部钝痛或隐痛，也可为刺痛，或为放射痛，沿上肢向手部放射并伴麻木感，也有病人表现为偏头痛，限于颞部，跳痛或灼痛，并伴有眩晕，还有可能表现为牵拉痛，出现类似于心绞痛或胃病的症状。除疼痛外，可有进行性肢体感觉及运动障碍，重者可出现肢体力弱，大小便失禁，瘫痪，其他如头晕、心慌等交感神经受累的症状。

【注意事项】

颈椎病变，虚实夹杂。颈椎病是由于颈椎骨质的退行性变而刺激或压迫周围的神经、血管及其他组织引起的一系列不同形式的综合征。长期以来，中医对本病的病因病机缺乏完整的认识，治疗上也停留在对症治疗的水平，往往根据病人所诉症状而将其归入相关的病证中。例如以颈项疼痛为主者，便归之于痹证论治；以眩晕为主者，便以眩晕论治；若出现肌肉萎缩，肢体痿废者，便以痿证论治。虽然能取得一定的疗效，但却背离了见病知源、治病求本的原则，势必影响疗效，甚则贻误病情。

【辨证论治】

循经论治，勿忘夹脊。基于以上认识，杨甲三教授对颈椎病的治疗提出了标本兼治、补泻兼施的原则，尤其强调早期治疗，以阻断疾病的发展。该病虽根于肝肾不足，但其症状却主要反映于体表头项阳位，故治以清上补下之法，穴取阳经腧穴为主。基本穴方为：风池、天柱、列缺、后溪、颈部夹脊穴。具体应用时尚可根据临床症状加减化裁。

这组配穴配伍精当，体现了杨甲三教授深厚的针灸学造诣。风池穴为足少阳胆经之穴，是足少阳与阳维之会，既能平息少阳上扰风阳，又能疏散外感之风邪，为治风之要穴。足少阳为枢，主骨所生病，风池位于颈项部，具有疏利颈部关节的作用。《针灸甲乙经》记载："颈项不得顾……风池主之。"《针灸大成》记载

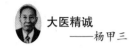

其能治"颈项如拔，痛不得回顾"，可见其主治功能切合本病病机和症状。天柱穴因穴居颈项部而得其名，属足太阳膀胱经之穴，能祛风散寒，疏通经络，是治疗颈项部疾病的要穴。《针灸甲乙经》载："眩，头痛重，目如脱，项似拔，狂见鬼，目上反，项直不可以顾，暴挛，足不任身，痛欲折，天柱主之。"《百症赋》曰："项强多恶风，束骨相连于天柱。"列缺是手太阴肺经的络穴，交经八穴之一，通于任脉，肺主皮毛，络穴可沟通表里，故列缺具有宣肺散邪、通调任脉之功，宣散外邪，疏通经络，可治头项疼痛。《四总穴歌》便有"头项寻列缺"之论。任脉属肾，主一身之阴，且肺肾金水相生，虚则补其母，故又具益阴之功，补肾之阴治本。后溪是手太阳小肠经的输穴，亦为交经八穴之一，通于督脉。输穴善通经脉而利关节，故《灵枢·本输》指出"输主体重节痛"。后溪可疏通项背部经气，正如《针灸甲乙经》所言："颈项强身寒，头不可以顾，后溪主之。"后溪通于督脉，故可以清上焦虚热，平息上扰之风阳。后溪配列缺，一个通调任脉，益阴潜阳，一个通调督脉，疏风清热，使任督畅达，阴阳和调。

尤值一提的是颈夹脊这组穴位，其位于各相应棘突间，旁开中线0.5寸。常用的为第4颈椎至第7颈椎的两侧共8个穴位。这是杨甲三教授根据华佗夹脊穴的定位及功用发挥而来，虽尚未收入正式的教科书或参考书中，但临床应用却较多，并有较好的疗效。其从经脉分布上看应属于督脉或膀胱经，从作用而言，主要在于疏通颈部气血，具有行气活血、通经止痛的功能。从现代解剖学的角度看，每穴下都有相应椎骨下发出的脊神经后支及其伴行的动静脉分布。针刺该组穴位后可以改善局部内环境，使受压迫的神经血管功能得到改善。故这组穴位的应用结合了现代医学对本病的认识。纵观全方，风池、天柱祛风散邪，疏通经络，以治标为主；列缺、后溪既散邪通脉治标，又补下清上，调和阴阳，而收治本之功效。夹脊穴汇通中西，直治病位所在。可见其组方严谨，丝丝入扣，颇见功底。

杨甲三教授称此组配穴为"颈椎病常规用穴"，在临床运用时，根据具体情况进行适当的加减化裁，能够取得显著的疗效。如眩晕加百会，手指麻木加外关、八邪，肩背疼痛加阿是穴，头痛加太阳、外关，心慌、胃痛加内关。

【妙手回春】

刘某，女，65 岁。

初诊： 1987 年 4 月 4 日。

患者颈部活动不利，伴有疼痛和弹响 1 年余。时有头晕、头痛、恶心等症状，后背发沉。X 线检查，示颈椎曲度变直，第 4、5、6、7 椎体骨质增生，椎间隙狭窄。

诊断：颈椎病。

针灸处方：风池、天柱、列缺、后溪、颈 4 至颈 7 夹脊穴。

针刺方法：风池、天柱施以中等刺激，泻法。其他施以中等刺激，平补平泻。留针 20 分钟，隔日 1 次，10 次为 1 疗程。

患者经两个疗程后诸症消失。

按语： 颈椎病不论出现哪些症状，其根本都在颈椎，故处方取穴围绕颈椎筋骨痹这一关键，既照顾病因、病位，又照顾病机、病根，扶正祛邪，理、法、方、穴丝丝入扣，故疗效甚佳。

十五、腰痛

腰痛以腰脊部疼痛的症状而定名。腰为肾之外府，而脊为督脉经络，督脉系于肾，脊旁为膀胱经，肾与膀胱为表里。肝经绕阴器，走腰肾，肝肾同源，肝主筋，筋伤亦能引起腰痛。肾藏

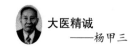

精，五脏六腑之精皆藏于肾，同时冲任督带皆会于腰。因此，引起腰痛的原因很复杂。这里讨论的范围，仅以腰脊痛为主要症状者，疾病伴有腰痛的不在此论述。

【病因病机】

腰痛的发生常与感受外邪、跌仆损伤、体虚年衰和劳欲太过等因素有关。

外感风寒湿热之邪，外邪痹阻经脉，气血运行不畅，可因不通而痛；跌仆损伤，可产生瘀血肿痛；年长体衰，劳伤过度，则肾之精气亏虚，腰府失其滋润、濡养、温煦，可致腰府不荣则通。

腰痛的病位在腰，腰为肾之府，故该病本于肾虚，往往夹实。肾虚以阳虚为最多见，亦有不少肾阴虚证，邪气盛实者多夹杂寒、湿、热、瘀等邪气，留着于肾，均可导致腰痛。

【诊断与鉴别】

急性腰痛，病程较短，轻微活动即可引起一侧或两侧腰部疼痛加重，脊柱两旁常有明显的按压痛。慢性腰痛，病程较长，缠绵难愈，腰部多隐痛或酸痛，常因体位不当、劳累过度、天气变化等因素而加重。

冷痛沉重，背强拘急，为寒湿腰痛。胀痛烦躁，便秘溺赤，为湿热腰痛。痛定不移，昼轻夜重，为瘀血腰痛。痛势绵绵，乏力酸软，为肾虚腰痛。暴痛为实，久痛为虚。腰引胁腹痛，不利俯仰，属肝肾；腰痛腹满，属脾。

【注意事项】

1. 一般外因以寒湿为多，湿热则少见。内因多肾虚，肾阳虚精不足为多见，肾阴虚者较少。闪挫跌仆等外伤在于瘀血。

2.腰痛以肾论治为先，而后随邪之所见者以施治，标急则治标，本急则论本，初痛宜疏邪滞理经隧，久痛宜补真元养血气。

3.凡诸病本虚标热，不可峻用寒冷，须用温散之药，又不可纯用参芪大补，大补气旺运行不畅则痛更甚。

【辨证论治】

1.寒湿

证候：腰部疼痛重着，脊强拘急，转侧不利，遇阴雨则痛势更剧，得温暖则痛减，或腰中冷痛，体重腹胀，小便色白，苔白腻，脉沉濡。

（1）药物治疗

治法：拟益土制水之法，温中以祛内寒，健脾而燥内湿。

方药：肾着汤加味。药用干姜、甘草、茯苓、白术、肉桂、泽泻、杜仲、金毛狗脊。下肢牵引痛减干姜，加独活、防风、当归、芍药、细辛、牛膝。

方解：此方无表药，适用于内存寒湿者。用干姜、肉桂之辛热祛除寒湿，白术之苦温以胜湿，甘草之甘味以和中补脾，茯苓、泽泻之甘淡以渗湿。以上诸药均属温脾阳化内湿之品，是益土制水之法。再辅以杜仲之味甘辛性温、狗脊之味甘苦性温入肾经而温补肾阳。这样既健脾而又温肾，脾肾兼治，有相得益彰之妙。腰痛常引下肢作痛者，此为肢体经络亦存寒湿入侵之症，故加表药独活、防风之祛风胜湿，当归、芍药之补血养筋，细辛温通经络，牛膝引诸药下行而舒筋络。

（2）针灸治疗

治法：温健脾阳，散寒胜湿。

以脾之俞穴、原穴为主，参以局部加灸。

处方：太白、脾俞、三阴交、阿是穴。

方义：足太阴脾经主土，太白是脾经之输土穴，是土中之

155

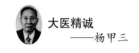

土穴，也是本经之代表穴，功能健脾化湿。脾俞是脾脏经气输注之处，与太白穴配伍是俞原配穴法。三阴交为肝、脾、肾三经的会穴，能治肝、脾、肾三经病患，对寒湿入肾所致的腰痛更是适合。阿是穴灸刺，就是在腰部疼痛处以中间带两头排刺三针，加灸温散局部寒湿。

2. 湿热

证候：腰脊胀痛，小便短赤，烦躁便秘，手按得温痛均不减，苔黄腻，脉濡数。

（1）药物治疗

治法：坚阴胜湿。

方药：四妙丸。药用苍术、黄柏、牛膝、薏苡仁。

方解：腰为肾府，肾欲坚，故以黄柏之苦味坚阴清热。益脾能制肾水，故以苍术之苦辛健脾燥湿。辅以薏苡仁之甘淡除湿清热，牛膝活血通经，引诸药下行。

（2）针灸治疗

治法：化湿清热。

取足太阳膀胱经。

处方：肾俞、委中、小肠俞。

方义：肾俞是肾脏经气输注之处，有泻结以清下焦湿热作用。委中是足太阳膀胱经之合土穴，肾经与脾经的联系点，故有健脾化湿清热作用。二穴相配是表里俞合配穴法，有泻腑补脏的功用。再配与火经有关的小肠俞，可泻小肠之火，助清泄下焦湿热。

3. 瘀血

证候：痛定不移，按之益甚，转动痛甚，昼轻夜重，或便黑溺清。

（1）药物治疗

治法：补血养阴，行气止痛。

方药：活血四物汤。药用当归、川芎、生地黄、芍药、桃仁、肉桂、红花、延胡索。

俯仰艰难，闪挫痛，加木香、茴香、甘草。

方解：当归为血中主药，通肝经，能补血活血。生地黄为血中血药，通肾经，能补血养阴。川芎为血中气药，通肝经，能行血中之气。赤芍为血中阴药，通脾经，能和血止痛。以上四物治血各有特点，合用统治血证百病。桃仁、红花、延胡索行瘀活血以止腰痛。血脉凝涩，遇温则行，故配以温药肉桂暖肾阳，促进气血之运行。闪挫痛者，属经气不和，气滞血瘀，故加木香、茴香行气，气行则血活，通则不痛。

（2）针灸治疗

治法：局部取膀胱经穴止痛，以远道配穴祛瘀生新。

处方：腰部痛处阿是穴（用圆利针刺后加拔火罐）、委中（三棱针放血）。

方义：阿是穴是在痛处取穴，即以痛为穴，采取圆利针浅刺后加拔火罐，借真空吸力吸取局部瘀血，局部瘀血有所出路，新血方能畅行。腰背部是膀胱经所过之处，故取膀胱经穴委中，采用三棱针放血，以泻腰部瘀血，与阿是穴配伍是局部远道相应泻血的疗法。

4. 肾虚

证候：痛势绵绵不休，腰腿酸软无力，不能久立远行，痛处喜按，或伴有气短、耳鸣、遗精、尿频等症，此为最常见之肾阳虚。如面颊赤红，掌心发热，舌红苔少，脉细数者，为肾阴虚。

（1）药物治疗

治法：益阴补肾。

方药：六味地黄丸。药用熟地黄、山茱萸、山药、泽泻、茯苓、牡丹皮。

手足心热，舌绛脉细，加龟板、知母、黄柏。气短尿频加肉

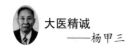

桂、杜仲、补骨脂。

方解：六味地黄丸是纯阴重味润下之方，能壮水之主，以制阳光。手足心热，舌绛脉细，属肾阴亏损之症，故加龟板滋阴填肾，知母、黄柏坚阴燥湿。气短、尿频属肾阳虚，故加肉桂、杜仲、补骨脂之助阳温肾，益火之源以消阴翳。

（2）针灸治疗

治法：以肾论治，壮水补肾。

处方：肾俞、太溪。

肾阳虚加热灸，肾阴虚加复溜，腹胀加三阴交，腰痛引胁腹不利仰俯加中封、带脉。

方义：肾俞是肾脏经气输注之处，太溪是肾经之原穴，二穴为伍，有益阴补肾之功。肾阳虚者加灸有助阳温肾的作用。足少阴肾经属水，复溜是肾经之经穴，水经中之金穴，与手太阴肺经相联系，肺属金，为肾水之母，金能生水，故肾阴虚者取与肺经有关的复溜穴。痛引胁腹不利仰俯兼属肝经，故加足厥阴肝经之中封、足少阳胆经之带脉。

【妙手回春】

李某，男，50岁，教师。

初诊： 1993年2月10日。

腰部刺痛1天。患者搬运东西时因腰部用力不当导致腰部剧烈疼痛，不能转侧，痛处拒按，咳嗽时加重，行走困难，来院求治。查腰痛位于第4、5腰椎右侧，腰脊正中无压痛。

诊断：闪气腰痛。

针灸处方及刺法：由于疼痛部位在足太阳膀胱经，故浅刺攒竹，用远刺近动方法效果不明显，改用梅花针叩打局部，致患处隐隐见血，用火罐拔住吸血10ml左右，起罐后患者腰部活动自如，疼痛消失，收到立竿见影的效果。

十六、痛经

痛经是指妇女在经期前后或经期，出现下腹部或腰骶部疼痛或剧烈疼痛，严重者伴有面色苍白，头面冷汗淋漓，恶心呕吐，甚或晕厥等症状。

其发病原因常与神经精神因素、内分泌失调及生殖器局部病变有关。临床可分为原发性痛经和继发性痛经。原发性痛经是指痛经不伴有盆腔病理变化，常常发生于月经初潮后6~12个月内，排卵周期建立时，常见原因有子宫颈狭窄、子宫发育不良、子宫位置异常等器质性原因，也有相当多的病人没有发现引起痛经的阳性体征，考虑与精神、神经因素有关，或病人痛阈降低。痛经的发病还有可能与遗传因素有关。继发性痛经常常发生于月经初潮2年后，常伴有一些妇科疾病，如子宫内膜异位症、子宫肌瘤、子宫内膜息肉、盆腔感染、盆腔充血、宫腔粘连等。有些妇女放置宫内节育器后也可引起痛经。

痛经属于中医的经行腹痛、经前腹痛、经后腹痛。多因经期受寒，或肝郁气滞，或禀赋虚弱所致。在《景岳全书》中对痛经有极为详细的论述：经行腹痛，证有虚实。实者，或因寒滞，或因血滞，或因热滞；虚者，有因血虚，有因气虚。突然痛者，多发于经未行之前，经通而痛减；虚者于行经之后，血去而痛未止，或血去而痛益甚。大都可按可揉，拒按拒揉者为实，有滞无滞于此可见。但实中有虚，虚中有实，此当以形气秉质兼而辨之，当以察意，言不能悉也。

杨甲三教授早年行医时，曾与其岳父华庆云先生一同应诊。华先生精通内科、妇科，对治疗妇科疾病颇有心得，杨甲三教授得其真传，因此在治疗妇科疾病时，遣方用药得心应手，常针药并用获良效。对痛经，杨甲三教授注重肝脾，强调冲任，认为乃

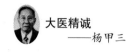
因肝郁气滞，冲任失调，胞脉气血运行不利，而致痛经。

【病因病机】

1.寒湿凝滞：久居寒湿之地，或经期冒雨涉水，或过食生冷，寒湿伤于下焦，客于胞宫，气血运行不畅，经血为寒湿所凝，当出不出，瘀而致痛。

2.肝郁气滞：情志不舒，抑郁焦虑，则肝气郁滞，气血运行不利，任脉不畅，经血遏于胞宫而痛。

3.肝肾虚损：素体虚弱，禀赋不足，或多产房劳，或病后气血亏虚，以致精血不足，冲任脉虚，经行之后血海空虚，胞脉失养而痛。

【注意事项】

痛经的辨证，应以辨痛为主，兼辨他症。疼痛作为痛经的主症，应注意辨别其发作的时间、疼痛性质，以明虚实寒热，并予以辨证施治。以疼痛发作时间而言，痛在经前或经期为实，痛在经后为虚。以疼痛性质而言，刺痛为热，绞痛为寒，隐隐作痛为虚，持续作痛为血滞，时痛时止为气滞，坠痛为气虚。痛时拒按为实，喜按为虚；得热痛减为寒，得热痛剧为热。

【辨证论治】

1.寒湿凝滞

证候：经前或经期少腹冷痛，喜热或得热疼痛缓解。有时痛连腰骶，经血量少，行而不畅，经血黑紫或有血块，舌淡苔白腻，脉沉紧。

（1）药物治疗

治法：温化寒湿，活血止痛。

方药：少腹逐瘀汤加味。药用小茴香、干姜、元胡、没药、当归、川芎、赤芍、蒲黄、五灵脂、官桂。

方解：小茴香入下焦，可温经散寒，性辛可散湿。干姜温宫散寒。元胡、没药理气活血止痛。当归、赤芍活血养血。川芎为血中气药，可调气行血，血行痛止。蒲黄、五灵脂乃失笑散，专活血祛瘀止痛，功效非凡。官桂温通下焦暖胞宫，寒祛湿化，经血通畅，则经痛而止。

（2）针灸治疗

治法：散寒化湿，温经止痛。

以足太阴脾经、任脉为主，针灸并用。

处方：中极、地机、水道、三阴交。

方义：寒邪客于胞宫，必温宫散寒为治。中极乃任脉经穴，任脉者，起于胞中，又居少腹，针灸并用，既可温运气血，缓少腹拘急冷痛，又调理冲任，使胞中寒湿散去，血运通畅，则疼痛可止。水道为足阳明胃经穴，冲脉隶于阳明，与中极相配，温经止痛。地机乃足太阴经穴，既可健脾祛湿，又可调血通经。三阴交乃足太阴脾经穴，脾主寒湿，又为肝脾肾三经交会之穴，根据"经脉所过，主治所及"，可直达病所，散寒湿，通经络，理气血，止疼痛。

2. 肝郁气滞

证候：经前或经期少腹胀痛，或阵发性绞痛，胀甚于痛，经血量少，淋沥不畅，经血中有瘀块，块下后疼痛减轻，经前常发胸胁两乳胀痛，舌质黯或有瘀斑，脉沉弦。

（1）药物治疗

治法：疏肝健脾，理气解郁。

方药：加味逍遥散加减。药用柴胡、白芍、白术、当归、茯苓、薄荷（后下）、炙甘草、生姜、丹皮、炒栀子、乌药、生地。

方解：逍遥散功在疏肝解郁，健脾养血，专治肝郁气滞之月经不调。方中柴胡疏肝解郁，当归、白芍养血补肝，三药合用，

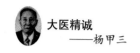

补肝体而助肝用；茯苓、白术健脾，脾健则血生；薄荷理气解郁；生姜辛散通达；丹皮、山栀清心除烦；乌药理气止痛；生地黄凉血清热，兼补肝肾下焦。

（2）针灸治疗

治法：疏肝解郁，活血调经。

以足厥阴肝经、足太阴脾经、任脉经穴为主。

处方：气海、太冲、三阴交。

方义：气海是任脉经穴，主治一身气病，可理气活血，调和冲任。太冲为足厥阴肝经腧穴，为肝经原穴，有舒肝解郁、调理气血的功用。三阴交为足太阴经腧穴，为足三阴经之会，与气海相配，可以行气调血，气调血行，痛经可止。

3. 肝肾虚损

证候：经后小腹隐痛，绵绵作痛，按之或得热痛减，月经量少色淡，质稀，腰膝酸痛，头晕耳鸣，面色苍白，精神倦怠，舌质淡苔薄白，脉沉细。

（1）药物治疗

治法：温补肝肾，养血通经。

方药：肾气丸合四物汤加味。药用熟地、山药、山萸肉、泽泻、茯苓、丹皮、桂枝、附子、当归、川芎、白芍。

方解：肾气丸为六味地黄丸加桂、附，因而以补肾助阳温暖下焦为功效。熟地黄滋补肾阴；山萸肉、山药补益肝脾；附子、桂枝温阳暖肾，以助阳气；茯苓、泽泻、丹皮调肝脾；四物汤补血养血以调经。肝肾充盛，阴血生，经血调，阳气充足，推动经血运行通畅，则痛经可止。

（2）针灸治疗

治法：调冲任，补肝肾。

以任脉经穴、背俞穴为主。

处方：气海、关元、肝俞、肾俞、照海、足三里。

方义：关元为任脉和足三阴经的交会穴，可补益肝肾，调和冲任。照海是足少阴肾经穴，可补养精血。肝俞、肾俞为背俞穴，调补脏腑，专主脏腑虚弱。足三里为足阳明经穴，补虚弱，健脾胃，为气血生化之源。气血充盛，胞脉得养，则冲任自调。

【妙手回春】

孟某，女，44岁。

初诊：1989年10月9日。

患者行经腹痛20余年，加重5年余。患者自月经来潮后即出现行经腹痛，年轻时未予系统治疗。近几年来诸症加重，妇科诊断为"子宫内膜异位症"，曾服用中西药物治疗效果均不明显，遂来针灸求治。症见经行腹痛，尤以第2天、第3天为重，腹痛时伴有恶心、呕吐、手足冷，月经后期，有血块，色暗红，量中等。平素常感腰痛、乏力、少腹冷痛等不适。舌质淡苔薄白，脉弦细。

辨证：肝脾不调，冲任失和。

治法：理气活血，调和冲任。

针灸处方：痛时选用公孙、内关、上髎、次髎、胞肓、列缺。平素选用三阴交、肝俞、脾俞、内关、太冲、肾俞。

患者经治疗4个周期后，痛经明显好转，每次行经时腹痛程度减轻，所伴有的腰痛、乏力、少腹冷痛均有明显改善。继续治疗3个周期，诉末次月经来潮时腹痛基本消失，无恶心呕吐，精神转佳。嘱继治1个周期以巩固疗效。

按语：本例患者痛经时伴有恶心、呕吐、手足冷，这是气机逆乱之症。冲脉主逆气，且冲脉为血海，十二经之海，五脏六腑之海，有调和气血的功能。冲脉失和，则逆气里急，气机升降失常，所以有恶心、呕吐。手足冷乃阳气被遏，不能布于四末。肝脾失调，气血运行不畅，则行经腹痛。冲脉失和，肝脾不调，均

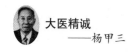

可影响月经。治疗时选用公孙、内关调和冲脉，理气活血，使气机通顺，经血得运，则病获痊愈。

十七、崩漏

崩漏是指妇女阴道内大量出血或持续下血淋漓不断的疾病。一般以来势急、出血量多为崩；以来势缓慢、出血量少为漏。崩和漏在病势上虽有缓急之分，但在发病过程中又可相互转化。如血崩日久，气虚大衰，可转化为漏；久漏不止，病势渐进，亦将成崩。临床上常见崩与漏交替出现，实际上二者是一种疾病的两种表现。正如前人所述：崩漏之病，本乎一证，轻者谓之漏下，甚者谓之崩中。

崩漏的发病原因为血热、血瘀、气血虚，致冲任受损，不能固摄经血，而为崩漏。

【病因病机】

1. 血热：素体阳盛，或感热邪，或过食辛辣，或气郁化火，热郁于内，损伤冲任，迫血妄行；或大怒伤肝，肝经火炽，血失所藏，经血不得归经，而致经血过多，或突然大量出血而成崩漏。

2. 血瘀：经期产后余血未尽，或夹外感，或因内伤，瘀血停滞，阻滞冲任，瘀血不去，新血不得归经，以致经血淋漓或突然下血过多。

3. 气血虚：思虑过度，或劳极伤脾，中气虚衰，或久病体虚，脾气不足，统摄无权，冲任不固，以致经期过长或流血不止。

【辨证论治】

1. 血热

证候：出血色鲜红，气味臭，量或多或少，质黏稠，烦躁不寐，面赤口干，舌质红，苔黄，脉滑数。

（1）药物治疗

治法：清热凉血，止血调经。

方药：犀角地黄汤加味。药用犀角、生地、芍药、丹皮、女贞子、旱莲草、黄柏、益母草。

血块多可加三七粉；腹痛加香附、郁金。

方解：犀角、生地入血，专清血中之热，此血热之崩漏必清血中郁热，使热邪去，无邪以迫血妄行，则血行平静而不致崩漏不止；丹皮、芍药清热凉血调血；女贞子、旱莲草清热养阴凉血，专治月经过多；黄柏清下焦热；益母草活血行血。血块多为血热黏稠凝结成块，加三七粉益气活血，消瘀散结。腹痛加香附、郁金理气止痛。此型血热崩漏切不可见崩漏而用止血之品，盖血热崩调乃因热邪伤及冲任，迫血妄行，血不归经，故出血量多势急或淋漓不断。治疗必以清热凉血为法，使冲动离经之血宁清蛰伏，循经而行。若见出血辄施以止血之品，血热未消，血闭于内，如闭门留寇。

（2）针灸治疗

治法：清泄血分郁热为主。

处方：石门、中极、地机、行间、内庭、血海、曲池、足三里。

方义：石门、中极为同名经上下配穴，主治血证，任脉主下焦生殖系统疾病，故取其穴以调经，清血中之热；地机乃脾足太阴之穴，脾主统血，故用地机摄血调血；行间、内庭乃足厥阴、足阳明经穴，荥主身热，故用之以清热；血海、曲池清热凉血；足三里为合穴，降逆理气，使经血不得妄行。

2. 血瘀

证候：出血，色黑有块，小腹疼痛，拒按，血块排出后腹痛稍减。舌有斑点或瘀斑，脉沉细或沉涩。

（1）药物治疗

治法：活血化瘀，通经止血。

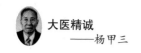

方药：桃红四物汤加味。药用桃仁、红花、川芎、生地、当归、赤芍、益母草、三七粉、茜草。

腹胀痛加川楝子、元胡；血量多加地榆。

方解：四物汤和血调血，乃治血证之基本方。桃仁、红花活血化瘀以通经；益母草理气行血调经；三七粉祛瘀生新；茜草清血分之热。腹胀痛乃气滞血瘀，故加用川楝子、元胡行气活血止痛。血量多色红为血郁化热，加地榆凉血清热。

（2）针灸治疗

治法：活血通经，祛瘀生新。

处方：三阴交、血海、膈俞、郄门、足三里、阴陵泉、气海。

方义：三阴交乃足三阴经交会之穴，足三阴经均从下腹胞宫处循行经过，故三阴交可调肝、脾、肾三阴经而主治下焦胞脉病证。血海、膈俞为治血证之专穴，可治一切血证，有活血化瘀之效。郄门为郄穴，治血证，调血止血。活血当行气，故以气海理气行气，以助血运。气运血行，则无血瘀之忧。以足三里合三阴交、气海健脾胃，生气血。瘀血祛，新血生，血行通畅，则无崩漏。

3.气血虚

证候：出血淋漓不断，色淡红，量或多或少，质稀，腰酸下坠，气短神疲，易汗，畏寒。舌淡苔薄，脉细弱或细数无力。

（1）药物治疗

治法：益气健脾，摄血调经。

方药：归脾汤加减。药用党参、黄芪、白术、茯苓、炙甘草、龙眼肉、炒枣仁、当归、大枣、女贞子、墨旱莲。

方解：党参、黄芪、茯苓、白术、炙甘草健脾益气以摄血生血；当归、龙眼肉养血；炒枣仁安神补心；女贞子、旱莲草凉血调经。诸药合用温而不燥，使脾气健，脾摄血统血之功能正常运行。气血充盛，气调血顺，则经血得以循经而行，按时以泄，而不致或崩或漏，失之节制。需知归脾汤中木香、远志为辛香温燥之品，芳香走窜，易动血妄行，故可弃而不用。

（2）针灸治疗

治法：调补肝脾肾，补气养血止漏。

处方：肝俞、脾俞、膈俞、足三里、三阴交。

方义：背俞穴乃脏腑之气输注于背腰部之腧穴，与五脏六腑相应。《素问·阴阳应象大论》曰"阴病治阳"，故用背俞穴以补益脏腑。肝俞、脾俞、肾俞可调补肝脾肾三脏，以益气养血生精。膈俞乃血会，专治血证，可和血理血。足三里、三阴交为足阳明胃经与足太阴脾经之穴，可健补脾胃，补气生血，气血充旺，气可摄血，则血不妄行而循行有度。

【妙手回春】

李某，女，45 岁。

初诊：1990 年 3 月 9 日。

患者 2 年前经行淋沥不尽，渐渐而为崩，西医诊断为功能性子宫出血，服中西药治疗不效。现出血量多色红，伴有面色萎黄，精神倦怠，便秘难解，口舌生疮，舌胖淡暗苔薄黄，脉滑细。

诊断：崩漏。

辨证：脾气不足，摄血无力而致血妄行，日久则阴血亏虚，湿热内生。

治法：补脾益气，养阴清热止血。

中药处方：

党　参 10g	黄　芪 10g	白　术 10g	茯　神 10g
当　归 10g	炙甘草　6g	檀　香 10g	墨旱莲 15g
女贞子 15g	石　斛 15g	陈　皮 10g	桔　梗 15g
地　榆 10g	酒大黄　3g		

7 剂，水煎服，日 1 剂。

服用 5 剂后血止，精神转佳，继续服用 7 剂。

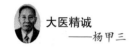

按语：用归脾汤治疗妇人崩漏乃是常法，崩漏日久必然导致阴血亏虚，阴血不足则虚火内生，故本方去掉原方中温热之药，酌加养阴清热凉血之品。

十八、遗尿

【病因病机】

遗尿为小便不受意识控制自行排出，一般分为尿床、不禁两种。前一种多见于儿童，常在夜间睡梦中遗出；后一种多见于老年，主要症状是不分昼夜，尿出不受意识控制。二者症状虽不相同，但多属虚证。

1. 尿床：禀赋不足，心失镇纳，肾失约束，故而尿床。每患遗尿之人，隐忍怕羞，不肯告人，不但精神抑郁，而且遗尿湿床，腰背常着湿冷之处，以致肾与膀胱虚冷，经年历月不瘥。

2. 不禁：肺气虚弱，金不生水，肾阳不充，盖肾司二便，与膀胱相表里，肾虚则不能约束膀胱，以致小便不禁。

【诊断与鉴别】

尿床者，熟睡时意识不能控制小便，清醒时如常人。不禁者，不论清醒与熟睡，意识均不能控制小便，尿频数。

【注意事项】

尿床以童稚为多，临床上成人亦为常见，一般都是儿童时期失于检束，养成习惯。另一方面，遗尿床湿则腰着湿冷之处，以致肾阳虚冷缠绵难愈。治疗儿童尿床时，家属必须密切配合，不但嘱其睡前少饮汤水，而且夜间应及时叫醒令其小便，建立条件反射，养成自觉清醒小便的习惯，否则疗效难以巩固。

【辨证论治】

1. 尿床

（1）药物治疗

治法：通阳和阴，温散寒冷，固摄下元，参以镇纳心气使神魂内守。

方药：桂枝加龙骨牡蛎汤。药用桂枝、甘草、生姜、大枣、龙骨、牡蛎。

方解：遗尿湿床，湿冷伤肾，故以桂枝之辛温散寒通阳。通阳必助以和阴，故以白芍和阴。甘草、生姜、大枣和中上焦之营卫，溲病治上，上贯下摄。尿床多在睡梦之中，故以龙骨、牡蛎镇纳心气，使神魂内守。

（2）针灸治疗

治法：取背俞穴为主，通肾阳以散寒内守，镇心神使神魂内守。

处方：肾俞、膀胱俞、关元俞、关元、心俞、三阴交。

方义：遗尿主要因肾元虚冷，故取肾俞、膀胱俞，针灸并用。关元是任脉与足三阴经之会穴，元气之关口，与背部关元俞配伍，均用补法，功能固摄下元，使膀胱约束自如。尿床多在梦中，故取心俞镇纳心神。肝藏魂，心神必下交于肾，故取肝、肾、脾足三阴经之会穴三阴交用补法，益肝使魂内守，补肾阴使阴与阳齐，心交于肾。

2. 不禁

（1）药物治疗

治法：壮命门以温肾气，兼固涩约束膀胱。

方药：巩堤丸。药用熟地、菟丝子、五味子、益智仁、补骨脂、附子、白术、茯苓、韭子、怀山药。

方解：补骨脂、益智仁、附子、韭子壮命门之阳，祛除下焦

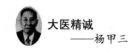

之寒。菟丝子、五味子补肾涩下而治膀胱不藏。白术、茯苓、怀山药培脾土，生肺金，金能生水，则肾水固，肾气壮，使小便禁固自如。

（2）针灸治疗

治法：任督阴阳配穴，壮命门之阳，固摄下元。

处方：命门、神阙、关元、三阴交、肺俞。

方义：命门属督脉，采用补法加灸，五味子研末醋拌填入脐中（即任脉穴神阙），重灸以壮命门之阳，强壮肾气，固摄下元，以制其水。再配足三阴肝、脾、肾三经之会穴关元、三阴交，补肝肾加强固摄下元的作用，培脾土，使土旺而运化精微，散布水精以补后天。张景岳说："水虽制于肾，而肾上连肺，若肺气无权，则肾水终不能摄。"故以肺俞治其肺而摄肾水。

【妙手回春】

李某，男，7岁，学生。

初诊：1998年1月1日。

患者自去年出现尿床，每夜多则3次，少则1~2次，曾服用中西药治疗无效。近来症状加重，遂来针灸治疗。精神委靡，尿少色黄。

辨证：肾气不足，阴阳失调。

治法：补益肾气，调理阴阳。

针灸处方：神庭、本神、列缺、照海。

四穴均用补法，神庭、本神沿皮平刺，轻刺激，留针20分钟，每日1次。

针灸10次后尿床即未发作。

按语：针灸补神庭、本神醒脑并且健脑；列缺通于任脉，照海通于阴跷，二穴为相生配穴。四穴合用，调理阴阳，健脑醒神，脑髓充盛，阴阳相合，则病愈。

十九、耳鸣耳聋

耳鸣、耳聋为听觉异常的症状。耳鸣指耳内鸣响，如闻潮声，或细如蝉鸣，或暴如机器隆鸣，可妨碍听觉。耳聋指听力减退或听觉丧失，不闻外声，影响交流。耳鸣耳聋在临床上多结伴而发。耳鸣常为耳聋先兆，《医学入门》就说："耳鸣乃是聋之渐也。"

耳部也是经络循行密集部位，手足少阳、阳明、太阳均循行至耳，耳又为肾之窍，因而耳疾与诸多脏腑有关。《灵枢·脉度》中即言："肾气通于耳，肾和则耳能闻五音矣。"《灵枢·海论》曰："髓海不足则脑转耳鸣。"《灵枢·决气》曰："精脱者，耳聋……液脱者……耳数鸣。"《灵枢·口问》曰："故上气不足，脑为之不满，耳为之苦鸣。""耳者，宗脉之所聚也，故胃中空则宗脉虚，虚则下溜，脉有所竭者，故耳鸣。"《外台秘要·风聋方》曰："病源足少阴之经，宗气之所聚，其气通于耳，其经脉虚，风邪乘之，风入于耳之脉，使经气痞塞不宣，故为风聋。"《仁斋直指附遗方论·耳》曰："肾通乎耳，所主者精，精气调和，肾气充足，则耳闻而聪。若劳伤气血，风邪袭虚，使精脱肾惫，则耳转而聋。"可见耳鸣之发生由肾气亏损、胃气不足、肝火痰浊上蒙及风邪外袭而成。

【病因病机】

1.肾气不足：病后肾亏精少，或恣情纵欲，以致耗伤肾精，耳为肾之外窍，内通于脑，肾精亏损，髓海空虚，清窍失养，无根之火上浮，致耳中轰轰有声，其人昏昏愦愦。《医林绳墨·耳》说："耳属足少阴肾经……肾气虚败则耳聋，肾气不足则耳鸣。"

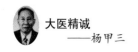
2. 情志失调：肝气失于疏泄，郁而化火，或暴怒气逆，肝胆之火循经上扰，则清窍被蒙。《中藏经》载："肝……其气逆则头痛、耳聋。"

3. 湿淫内盛：平素嗜饮酒厚味，聚成痰热，郁久化火，痰火上升，阻塞清窍，以致耳鸣，甚则气闭，成为耳聋。《古今医统·耳证门》曰："痰火郁结，阻塞而聋。"

4. 风邪外袭：外感风热邪气，郁遏不泄，循经上扰，壅蔽清道，耳窍不利，或热病余热未消，清窍不通，或反复感邪，邪蒙耳窍，均可致耳鸣、耳聋。

【注意事项】

1. 耳鸣、耳聋重在辨清虚实。新病者多因风热客邪、痰火、肝胆郁热，多为实证，病在经络，治宜疏风、散热、开窍、化痰为主，以宣泄实邪。病久则多为肾精不足，或气虚，清阳不升，病势缠绵，多及脏腑，治以填精、升提为法。

2. 临床见证多以虚实并见，治必标本兼顾。《仁斋直指附遗方论·耳聋》即曰："风为之疏散，热为之清利，虚为之调养，邪气并退，然后以通耳、调气、安肾之剂主之。"此外，病久入络，气虚必致血运不畅，瘀阻于内，治疗中酌加活血通络之品，如丹参、当归、川芎等，可提高疗效。

【辨证论治】

耳聋、耳鸣或因感受外邪，或因痰火、肝热，鼓动浊气上扰，或因肝肾亏虚，脾胃虚弱，髓海空虚，清阳不升，清窍失养，临证可以虚实辨之。

1. 实证

证候：暴病耳聋，耳中闷胀，起病势急。肝胆火盛者耳鸣为隆隆作响，如潮如钟，怒则更甚，伴口苦咽干，心烦易怒，头痛面赤，便秘尿赤，舌红苔黄，脉弦数；痰火郁结者耳鸣如蝉，时轻时重，伴有胸中烦闷，痰多，口苦，喜太息，舌苔薄黄而腻，脉弦数。

（1）药物治疗

治法：泄火降逆，理气开窍。

①肝胆火盛

方药：龙胆泻肝汤加减。药用龙胆草、山栀、柴胡、黄芩、木通、车前子、泽泻、生地、当归、大黄、白芍、夏枯草。

方解：龙胆泻肝汤为清泄肝胆火盛之效方。柴胡、黄芩等入少阳胆经，引诸药至病所，并可疏肝清热；龙胆草味苦可清泄胆火，为君药；山栀清心，火为木之子，实则泻其子；木通、泽泻、车前子清利湿热，导热下行；生地、当归、白芍养血柔肝，夏枯草清热开窍；大黄通利大便，泄热降逆。

②郁火痰结

方药：温胆汤加减。药用陈皮、半夏、茯苓、竹茹、枳壳、黄连、柴胡、郁金、灵磁石。

方解：温胆汤为燥湿化湿清热之剂。陈皮、半夏温燥化痰；茯苓淡渗利湿；竹茹、枳壳理气降浊、化痰；黄连清利湿热；柴胡、郁金疏肝解郁；灵磁石清热重镇，息火开窍。

（2）针灸治疗

治法：清利肝胆，化痰通窍。

以手足少阳、足阳明经为主。

处方：翳风、听会、中渚、侠溪、丰隆、行间。

方义：手足少阳经均入耳，手少阳经之翳风、中渚，足少阳经之听会、侠溪，可疏通少阳经气，乃同经上下配穴法。丰隆化痰浊以开窍，行间泻肝火以助听。

2. 虚证

证候：久病耳聋，耳鸣时作时止，声细调低，劳则加剧，按

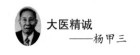
之则耳鸣减，或伴眩晕，腰膝酸软，潮热盗汗，额赤口干，遗精，舌红，脉细弱或尺脉虚大；或伴神疲乏力，四肢困倦，昏愦少食，大便溏薄，苔白腻，脉细弱。

（1）药物治疗

治法：滋养肝肾，健脾益气。

①肝肾精亏

方药：耳聋左慈丸加减。药用熟地、丹皮、山药、茯苓、泽泻、山萸肉、灵磁石、五味子、阿胶、桑葚子。

方解：耳聋左慈丸顾名思义为治耳聋之专方。其中六味地黄丸滋养肝肾；灵磁石重镇安神，五味子益精；阿胶、桑葚子滋阴填精。

②气虚清阳不升

方药：益气聪明汤加减。药用人参、黄芪、升麻、葛根、蔓荆子、黄柏、白芍、菖蒲、郁金。

方解：人参、黄芪补益中气，健脾胃；升麻、葛根升清气，聪耳窍；蔓荆子升清开窍，专入少阳、阳明；白芍清虚火；菖蒲、郁金理气化痰降逆。

（2）针灸治疗

治法：补肾聪耳，升清通窍。

处方：肾俞、肝俞、关元、气海、太溪、翳风、听会、百会、足三里、中渚。

方义：肾俞、肝俞乃与肾脏、肝脏相通之腧穴，可补肝肾；关元位于下腹，为元气之所在，可培元固本；气海可治一切气证，补之以益气健脾；太溪为肾经之原穴，原主气，取之以调补肾气；翳风、听会、中渚清利少阳，开窍聪耳；百会位居巅顶，可升提清气；足三里健脾胃，降逆气，以通利清窍。

第四章
大 医 小 事

　　杨甲三教授一生勤修医德，精纯针技，传承针道，砥砺登攀，堪称我国近代屈指可数的针灸大家。作为大医，不仅反映在他深厚的理论和精湛的医术，也体现在他的生活情趣和日常点滴，很多小事让晚辈学人唏嘘慨叹。

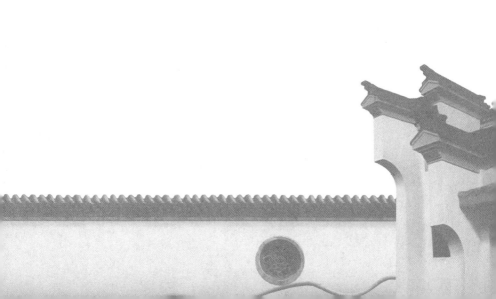

一、病人第一，坚守本分

杨甲三教授表里如一，他多次和学生品味孙思邈的"大医精诚"精神，多年来身体力行，率先垂范。

（一）都是病人，一视同仁

杨甲三教授一生以孙思邈"大医精诚"的为医之道为准则。他担任国家领导人的保健医，面对领导同样不皎不昧，就像对待普通病人一样，显示出大医的气度和风范。在杨甲三教授的病人中，不仅有刘少奇、陈毅、彭真等一大批国家高级领导人，有军队的高级将领，有苏加诺等外国首脑，更多的是普通百姓，无论什么身份的病人，他从来都是一视同仁，平等对待，从不以病人的外貌、地位、金钱作取舍。生活困难的病人，他会免收诊费，宅心仁厚可见一斑。

（二）喜欢被人叫"杨大夫"

杨甲三教授医德高尚，认为最重要的是要做本分事、本分人。他喜欢病人称他为"杨大夫"，而非"杨甲三教授"。他品质谦逊，即使已经声誉鹊起，仍把医生的职责看得最为神圣。在为患者诊治时，态度非常和蔼，非常耐心地听病人诉说病情，也非常细心地为病人解疑释惑，从来没有不耐烦，并且语言表达准确到位，让病人感到既专业又贴心。

（三）下飞机就去出诊

杨甲三教授总是把病人放在首位。每当出国或出差回来，一下飞机，如果是当天自己的出诊排班还不到下班时间，则不回家，立即去诊室为病人治疗，永远把病人放在第一位。他总是教

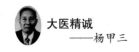

导他的学生：病人将他们的性命交给我们，我们必须尽最大的努力去解除他们的病痛，前提是我们必须用心。他是这样说的，也是这样做的，直至八十高龄，仍然保持着这样的信念，用他的一生实践着自己的诺言。

二、潜心治学，一丝不苟

（一）读书如命，逐字推敲

杨甲三教授不抽烟、不喝酒、不好交际，唯一的嗜好就是读书。他以书为伴，乐在其中，醉在其中。他矢志针灸，数十载如一日。自年少时随师攻读医书，至师满从业，皆专心致志，凡所读之书，均逐字推敲，并联系临床实际，仔细琢磨。经典著作，反复阅读，重要之处，圈点批注，抄录背诵。后来虽行政事务增多，仍潜心中医针灸学术研究，或授课传业，或著书立说，或临床诊病，精勤不辍。

（二）书到用时方恨少

杨甲三教授提倡多看书，多记录，所以他在一生中积累了大量资料，至今保存完好。他认为，"书到用时方恨少"。只有平时多积累，用时才方便。教导学生要脑勤、手勤，要多进图书馆，多做阅读摘录，以类为聚，分门别类；不仅要收集古代的资料，也要注意现代医学有关的资料，注意现代研究动态，跟上学科发展。但是也不能不辨真伪，要有一个去粗取精、去伪存真的过程。当某一类资料积累到一定程度，就要进行整理，进行分析辨别，淘汰一部分，补充一部分。这个过程，不仅是资料的积累过程，而且也是提高分析问题、解决问题的能力，提高自己学术水平，开展学术研究的过程，切忌"急来抱佛脚"。

（三）研读古籍需要扬弃

在研读古籍时，要根据当时历史状况具体分析，因为中医针灸学历史悠久，其文献浩若烟海，在其发展过程中，由于历史条件的限制，不免精华与糟粕混杂，我们必须批判地继承，取其精华，去其糟粕。不管是药物，还是经络腧穴，其中有唯物的，也有唯心的，甚至是荒谬的，这就需要我们客观地去分析，绝不能全盘接受，更不能将糟粕当宝贝，陷入虚无之中。近几十年来的中医药针灸文献数不胜数，对有些临床报道及经验介绍，乃至实验研究，都应当实事求是地进行分析，绝不能人云亦云。有些问题，一时难下结论，可存疑待考。总之，要勤于积累资料，又要沙里淘金。属精华的，要继承发扬，属糟粕的，要抛弃纠正。

（四）绝不发表泛泛之文

杨甲三教授学风严谨，一丝不苟。他一生著述很多，可大都是草稿，真正发表的不多，因为他对文章质量要求很高，认为只有具有真知灼见的文章才能发表，泛泛之文绝不能发表。他要求后学也是如此，必须经过深思熟虑、反复推敲的文章才能发表。正因为他做事做人坚持实事求是，脚踏实地，容不得一点虚假，所以他的著作流传不多。他曾经想写一本有关于针灸治病方面的书，也一直为此积极搜集材料，但直到耄耋之年，仍觉得部分疾病收集病例数不多而未能将书稿付梓。

（五）八十岁的针灸感悟

杨甲三教授80岁的时候，身体健康状况欠佳。一次学生们去看望他，请他保重身体，他语重心长地对学生们说："针灸太难了，学习起来不容易，作为针灸医生我也是刚刚入门，需要一辈

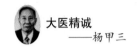
子学习。我只是掌握了部分中医针灸理论，仅是皮毛而已，还有许多奥秘需要探索，还需要学习。"

三、学识渊博，功底扎实

杨甲三教授学识渊博，功力深厚，有几件事可窥一斑。

（一）坚持劳宫穴定位

杨甲三教授认为劳宫穴定位应在手掌握拳时掌心二三指缝间，与当时针灸界名家进行学术探讨的时候，有人不同意杨甲三教授的这种观点，而杨甲三教授一直坚持自己的见解，不曾放弃。

（二）点完全身穴位只需 15 分钟

给学生上点穴课，他能在 15 分钟内将全身 361 个腧穴丝毫不差全部点完，无一遗漏。学生们也感到用他的思路很快能将错综复杂的全身腧穴记住。而在给学生们讲足三里怎么取穴的时候，他又能悉心地手把手地将这一个腧穴的好几种取法讲上好几个小时。

（三）腰痛一病讲了 4 个小时

杨甲三教授知识渊博，曾给学生们讲"腰痛"病，没有教案，只在一张小纸条上列个提纲，就讲了 4 个小时。讲述中，他引经据典，信手拈来，对《内经》条文的熟悉程度令人咂舌。这得益于他年轻时打下的扎实的基本功，以及后来的不断学习，认真积累。他讲课时，不准学生做笔记，要学生当堂动脑子记住，促使学生刻苦学习。

（四）平淡之中愈顽疾

学生们在临床上跟杨甲三教授门诊的时候，感到他或针刺或处方大都轻描淡写，没有离奇的腧穴，也没有生僻的药物，但其中韵味深厚。比如：他曾用所创的"调神针法"治好了一位辗转求医数十载，二十几岁仍然遗尿的女患者。就是那几根小小的银针，就是常用的手法，竟能让身患顽疾的病人在短短的1周内就收到卓效，这位女患者第二次就诊时就给杨甲三教授跪下，表达自己的感激之情。

（五）经络与神经

杨甲三教授有坚实的西医基础，熟知神经、血管等的生理病理。但是他认为经络和神经绝对不是一回事，他对认为经络是神经的观点是否定的。学生与杨甲三教授探讨针理的时候，如果说"经络"怎样怎样，他会很高兴，而如果说"神经"怎样怎样，他就会不高兴。但同时他又绝对不排斥将现代医学神经的理论用于临床。有一次学生问杨甲三教授背俞穴为什么扎得浅，杨甲三教授说你看看皮神经在哪儿，扎得深的话，扎到什么地方了？

四、传道授业，宽严相济

（一）不轻易传授学生

杨甲三教授挑选学生非常严格，从不轻易教人，他的原则是"不得其人不教"。了解他的人都知道，他并不是吝啬自己的学问，而是觉得知识学问来之不易，希望能得其才而教，而非合适的人就不能轻易透露。杨甲三教授年轻时的求学经历非常艰苦，当时学医需要照顾老师的吃穿住用，把老师照顾好了，老师才会教真本事。他求学之时，白天要跟师出诊，晚上照顾老师生活，挤出一点时间才能读书，因此他非常珍惜学习机会，特别喜欢教像他一样珍惜学习机会的学生。他选学生看重以下几点：首先看人品，

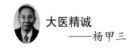

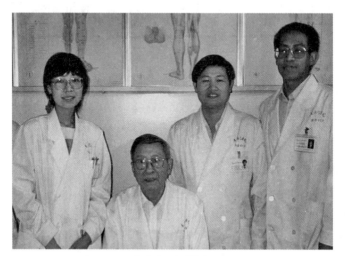

大医精诚
——杨甲三

其次看专业基础，然后看天分，最后是努力。他最看重的还是做人的"本分"，并且一直强调要做一个"好人"、正直的人、善良的人，要有爱心，有责任心。

杨甲三与学生

（二）手把手教，学不会不让出科

许多和杨甲三教授同一科室工作的人不知道他的针刺手法，好多人没见过他是怎么扎针的，有人想看，他也不会轻易让人进他的诊室。对于刚刚认识不了解底细的学生，杨甲三教授的要求更为严格，会认真观察考核，只有他认可了，被他欣赏了，才会传授真东西，甚至是手把手地教。而一旦进了他的诊室，学生们就必须学会他的手法，否则不能出科。

（三）不让学生用电针

杨甲三教授在临床上对学生要求也非常严格，这从他在临床上从来不用针灸科常用的电针，也从来不让学生用电针一事上便可略见一二。因为他认为，学生如果用了电针就会忽视针刺手法，手就会变懒，变生疏。所以为了锻炼学生的手法，他从来不让学生用电针。

五、和蔼可亲，情深谊长

（一）重视举止，率先垂范

杨甲三教授非常重视仪表和言谈举止。一次学生们去他家，提出想与老师合影，他欣然应允，但说要学生等几分钟。过了一会儿，只见他身着西装，打着领带，神采奕奕地从书房走出来。学生们都为老师这种一丝不苟的精神所感动。杨甲三注重仪容的习惯，与他经常参加外事接待以及经常出国有关。长年的这种经历，已经使他养成了凡在正式场合或拍照时，就会认认真真地穿上西装、打好领带的习惯。他觉得这个时候所代表的是我们国家的形象和荣誉，丝毫不能马虎。

（二）过节赶着学生回家

杨甲三教授平常不苟言笑，在外人看来，好像不好打交道，不好沟通。可是他心里充满了对学生的爱，每逢过年过节，杨甲三教授总是赶着学生回家，排班的时候总是把自己排在节日的晚上，把留守医院的任务留给自己。此时他总会亲切地对学生们说："你们家都是外地的，家里的老人都盼着你们能早点回家。"让学生们深深体会到了老师的温暖和关爱。

（三）我们爷俩的事儿

20世纪80年代后期，杨甲三教授出诊就少了，学生每次到家里去拜访的时候，他都会提前到楼下的复印室印好材料，然后

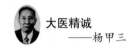

把这些材料亲自交到学生手上。在他病重卧床之际，学生们过年去看望他，他还会颤颤巍巍地从枕头下摸出 200 元钱给学生的孩子，并笑呵呵地说"这是我们爷俩的事儿"。一位慈祥和蔼的老人形象永远留存在后辈的心中。

（四）对家人、孩子、好朋友的态度

　　杨甲三教授有一个温馨和睦的家庭，他与夫人的感情非常深。两个老人的生活看似平淡，但是平淡之中却处处透露着相伴多年的默契和真情。杨夫人非常支持杨甲三教授的工作，关心他的健康，照顾他的生活起居，为他奉献了自己的一生。这使得杨甲三教授工作和学习起来心无旁骛，取得了临床上的卓越成就。杨甲三教授也非常感激夫人。

　　杨甲三教授对孩子的教育非常严格，特别要求孩子首先要做一个好人，一定要有好的人品，同时要自立，要有好的生活和学习习惯。

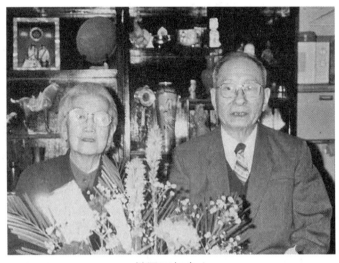

杨甲三与夫人

与杨甲三教授同辈的还有贺普仁"贺老"，程莘农"程老"，三位老人并驾齐驱，人称"北京三老"。杨甲三教授对于贺老、程老非常尊重，经常叮咛学生要向贺老和程老虚心请教。

六、珍视名誉，不谋私利

杨甲三教授一生奉献，不思索取，不务虚名，精光内敛，任劳任怨，即使后来声名日隆，也从不为其所累。

（一）淡对赞誉，倾心教学

杨甲三教授作为多位国家领导人的保健医，受到这些领导的尊重。一位领导曾对他身边的工作人员说："杨大夫也是老人了，还要为我服务，很不容易，你们得尊重他，要为他服好务。"但是杨甲三教授从来都不骄傲，也从来都不对外宣传这些。每当别人问到这些，杨甲三教授就一带而过，并且一再说："这些就不要写了，我没有什么要写的。"但是一谈起自己毕生倾心的教学和临床，他的眼光就异常明亮："我自幼学医，从医60余年，治病的同时，深感中医医理的深奥。几十年来始终潜心研究，小有心得。但是我今年81岁了，人的一生中救治的病人是有限的，我几十年的工作但求能为中医教育事业有所贡献。"

（二）不去随便出诊

杨甲三教授非常珍惜自己的名誉，把大学给予自己的荣誉看得无比重要。20世纪80年代改革开放之后，不少学校和医院的专家开始在多个地方行医出诊。有许多医疗机构或医院专门找到杨甲三教授请他出诊，且出价不菲，他对此非常反感，都当下回绝了。他认为，自己是北京中医药大学的终身教授，代表的是学校，不能接受任何个人名义的出诊，只能听从学校

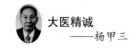

的安排。所以，身为北京中医药大学终身教授的杨甲三只在北京中医药大学附属东直门医院和北京医院出门诊。因北京医院是卫生部中央保健局的定点医院，承担了部分中央领导的医疗和保健工作，杨甲三教授是受北京医院之聘才去应诊的。

（三）终身教授的品格

一次，一个德国人带着一个大钱包，到杨甲三教授家要求治病，他中文和西文都不能流畅地表达，只说自己头很痛。杨甲三教授拒绝了他的请求，他解释说治疗应在医院，要挂号，无论中国人还是外国人，都一视同仁。面对外界的种种诱惑，杨甲三教授经常说的是，"大学派我去我才去，既然大学聘我为终身教授，就要以终身教授的标准要求自己"。他完全不计较个人利益，始终把大学的利益放在第一位，他的诊费也全都交给了医院。1986年法国某公司因其出色医技赠给他 15000 美元，他全部转赠给了北京中医学院 30 周年院庆。

（四）不愿意挂专家号

在医院里杨甲三教授不喜欢患者挂他的专家号。原因有二：一，如果挂专家号，就得他亲自扎针、行针，这样学生就缺乏了临床锻炼的机会。他觉得这样对学生不公平，因为他年纪大的时候一星期只出两个半天的门诊，学生的临床学习机会非常有限，如果学生还不能在临床上得到锻炼的话，杨甲三教授觉得是非常可惜的。二，杨甲三教授认为如果患者挂专家号，就说明患者是冲着他的名而来的，而不是因为杨大夫治疗效果好而来。可见，杨甲三教授对医疗技术的要求是多么严格，既希望学生能在临床上多锻炼，也不希望患者来扎针是图他的"虚名"。

第五章
薪火传承

在潜心研究针灸学的同时，杨甲三教授将精力全放在了中医人才的培养上。他培养了大批国内外针灸专门人才，他的外籍研究生曾担任世界针灸学会联合会副主席、执行委员会委员，新加坡中医学院院长、副院长等。他培养的硕士、博士毕业后均已成为各自单位的学术骨干，并担任了不同的行政职务，他们正在国内外为弘扬中医针灸文化、发展针灸事业做着不懈的努力。下面介绍杨甲三教授几位高徒对杨甲三教授理论与经验的理解、继承与发展。

三　辨

胡　慧

[**作者介绍**]胡慧，女，博士，教授，主任医师，博士生导师，现任北京中医药大学东方医院针灸科主任。胡慧教授跟随杨甲三教授学习多年，擅长治疗椎间盘病变、术后尿潴留、偏瘫失语、面瘫、面痛、过敏性疾病、咳嗽、便秘、肥胖、痛经、小儿遗尿等。

杨甲三教授辨证以八纲为基础，兼顾其他，而尤为推崇仲景之六经辨证。六经辨证以辨病和辨症相结合，辨病在于发现每个病所特有的共同规律，辨症则是对辨病的补充，反映出同一病下的个体特异性，因而才有辨的意义和可能性。六经辨证以六经作为外感病和杂病的辨证纲领，实现了辨证论治体系的典范化与规范化。张仲景在《伤寒论》篇名的编次上也充分体现了辨病与辨症相结合的辨证思想，从其"辨太阳病脉证并治""辨霍乱病脉证并治""辨阴阳易病脉证并治"等都可以看出辨病与辨症二者是并重的。临证时将辨共性与辨个性相结合，探寻疾病发生、发展的规律，从辨病、辨兼症、辨体质、辨季节气候、辨病程几个方面详加分析，辨明证属，在此基础上选经配穴、遣方用药，完成辨证论治过程。

一、辨共性与辨个性相结合

共性与个性是哲学中的两个概念，是一对既对立又统一的

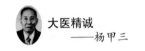

矛盾体，反映了一个事物的两个方面。将共性与个性概念运用于辨证中，辨共性与辨个性是辨病与辨症的发展，这符合中医朴素的辨证唯物主义思想，也充分反映了中医理论中整体观念的基本概念。辨共性与辨个性又不完全同于辨病与辨症，前者是在后者的基础上将认识上升到研究其规律的高度，因而辨共性就有规律性。病、症、证是不同的概念，但其间有密切的关系，不辨病、症即无从辨证。因此辨证亦即辨病与辨症相结合的结果。每个疾病既然称为病，则必然有其特有的症状和体征，并有着基本的病理机制。如感冒，则必有恶寒、发热、头痛、流涕。如面瘫，则必有口眼㖞斜。这种必然具备的规律即为病之共性。在此共性之下，具体到每一个患者，又因其感邪之不同，素体之差异，环境之区别，疾病发生发展的不同阶段，而使得同一个病又具有这样或那样的客观差别，这种差别则反映了病的个性。病的共性与个性的结合即为证。所谓证，是指疾病发展过程中，在致病因素以及其他有关诸因素的共同作用下，机体所产生的临床综合表现。证既是对疾病临床表现的概括，又是在一定程度上对疾病本质的反映。证作为病在某一条件下某一阶段的反映，与病、症的关系非常密切。如失眠是临床非常多见的疾病，其表现个体差异很大，病因病机复杂，可涉及心肝脾肾及胆胃。治疗失眠时应遵循辨共性与辨个性相结合的原则，寻找共性，注意个性，对失眠进行辨治。睡眠作为人体正常生理活动，与阴阳跷脉及卫气运行有密切关系。阴阳二跷主人体一身之动静，昼日阳气盛，卫气行于阳则阳跷盛，目张而不寐，入夜阴气盛，卫气行于阴而阴跷盛，目闭而欲睡。阴阳相合则睡眠活动得以正常进行，阴阳不交则不能正常睡眠。由此可知，失眠的共有病机在于阴阳不和，阴阳不相交接使得人的睡眠活动由生理变为病理。治疗以调和阴阳为大法。治疗时选用本神、神庭为基本穴方，此二穴位于脑部，分别为督脉、胆经腧穴，为调神之必用穴。此外，基于患者素体强弱之不同，阴阳偏盛之差异，及病变发展之程度，尚需辨其个性而分别配以不同治疗。如兼阳虚，则配以肝俞、胆俞、脾俞、肾俞及承山、三阴交；兼阴虚，则配以列缺、通里、足三里、三阴交、太溪；兼痰湿积滞，则配以内关、公孙、足三里、曲池、合谷。

二、辨季节气候

中医的基本理论建立在"天人相应"这一朴素的唯物主义思想的基础上，这种整体观念是中医学的基本特色。人生活在自然界这个大环境中，一年四季的气候变化势必对人体生理病理造成重要的影响。每个季节的易发疾病与其主气有密切关系，春多伤风，夏多伤暑，秋多伤燥，冬多伤寒，长夏多伤湿。风寒暑湿燥火此六淫之邪为致病的主要外因。外感病、疫病有着明显的季节性特点。《素问·至真要大论》曰："必伏其所主，而先其所因。"六邪伤人在《内经》中有很多论述，后世医家也把病因做为识病辨证的重要内容。《医说·外感内生诸疾》云："四时之中，有寒暑燥湿风气相搏，喜变疾，须预察之，稍失防闲则并能中人。又有时行疫疠，瘴疟等疾，递相传染者。……良工必精审察其由，先知病者脏腑经络受病之所由，又别外感内生之所致，则可举万全矣。"这充分说明季节气候与疾病发生密切相关，在一定程度上反映疾病发生发展的客观规律，因而辨证时不可不辨，也不能不辨，而且需要审时度候、明察秋毫。如周围性面瘫是针灸科常见疾病，其病可发于四季。面瘫主要病机为外邪侵袭少阳、阳明，在治疗此病时尤其应注重其发病的时间，不同季节发病表明感受不同邪气，如于秋冬发病，以风寒外邪为主，而春季发病则以外感风热为主，夏季及长夏发病必兼夹暑湿之邪，治疗时在选穴及刺法上必有所区别。四季节气虽有一定的规律性，但由于自然界变化万千，季节气候又受运气影响，而有"太过"或"不

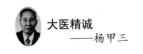
及"，或相夹致病，因而在辨证时又不可墨守成规、执古不化，唯有因时因地而制宜，才能准确地辨证。尤其对流行性传染病，更应根据发病时的季节特点，邪气之偏盛，症候之差别，详加辨审。

三、辨病程

疾病的发生和发展具有一定的阶段性，每个阶段疾病的主要矛盾都有所变化，表现在病变部位深浅上下的不同，正邪消长趋势的不同，症状和体征也各有特点，所以每个阶段所属之证也不同。因而在中医辨证中辨明病程所处阶段是很重要的一个方面。不仅外感病如此，内伤杂病也有新病与宿病之辨。《金匮要略》中就有新咳与久咳证治各有所施的论述。在其他辨证方法中，三焦辨证和卫气营血辨证很强调辨别疾病不同阶段，病变层次也有上下表里及气分与血分的变化。杨教授在辨证方法中非常清晰地显示了这些辨证思想，根据每一阶段疾病的主要矛盾进行分析，辨明其归属、病位，而后立法施治。如中风病，其根本大法有清上补下与补下清上之不同。所谓清上为清在上的邪实，补下乃补肝肾之不足。中风乃老年常见病，肝肾不足为其病变之本，风痰瘀血阻络、蒙蔽头窍为其病变之标。病变初起邪实盛，治则当以清上祛邪为主而辅以补下。当邪渐平，进入恢复期时，治又以补下扶正为主而兼清余邪。这种辨治思想符合疾病发生发展变化规律。

杨甲三教授治疗中风痴呆的经验

刘清国

[作者介绍] 刘清国，男，博士，主任医师，教授，博士生导师。现任北京中医药大学针灸学院书记，为杨甲三教授的闭门弟子。在其跟随杨甲三教授学习的三年中，收获颇多。特别在杨甲三教授治疗老年病、中风痴呆方面深有感触。现从病机、诊断、治法、组方等方面作一论述。

一、析病机，下虚上实为本，脑神失用为标

杨甲三教授认为中风痴呆以中风为因，以痴呆为果，与西医所述的多发脑梗塞性痴呆（MID）颇多契合，而本病初起显现的昏仆、偏瘫、失语诸症属典型的"中风"，继而出现的健忘失记、言语颠倒、计算多误、顽固偏执甚或智慧尽失乃脑神失用之故。本病有着与中风一致的体质与发病因素，是中风失神的结果。其病机与发病有三个关键性因素：①下虚：内乱蜂起，皆因根本失固也。《素问·阴阳应象大论》曰："年四十而阴气自半，起居衰矣；年五十，体重，耳目不聪明矣；年六十，阴痿，气大衰，九窍不利，下虚上实，涕泣俱出焉。"杨甲三教授认为生长壮老是生命的自然过程，而决定这一过程的关键则在于肾中精气。肾之于人，如根之于树，肾藏精，化元气，涵阴阳，是人体各部尤其是诸脏腑保持正常功能，维持动态平衡的根本，一旦肾中阴阳失衡，必然导致其他脏腑阴阳失调。若肾阴不足，水不涵木，肝阳日盛，久则为火为风；水失上济，心火易旺，而心肝之火又下汲

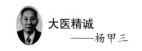

肾水，使肾水渐涸。如肾阳不足，火不暖土，则脾阳不振，健运失司，久而生痰。②上实：家主无权，诸邪作乱于上也。肾亏日久，脏腑俱损，变生风火痰瘀诸邪，风火为阳邪，主升主动，而"头为诸阳之会"，其位在上而象天。发病初期，风火先动，挟痰挟瘀，动气动血。痰瘀为害，必为风火所载。及至发病之后，风火之势或可减弱而痰瘀留滞难去。③失神：脑失静谧，神明被乱也。"脑为元神之府""喜静谧而恶躁扰"，盖中风之成因，内有所伤，外有所激，风火痰瘀交互为患，上犯脑髓，闭阻脑络，浊气郁闭于内而清气难入，脑之清窍不清，失却清灵之性，灵机记性渐失而发为痴呆。因此，下虚上实、脑神失用为其基本病机。神是生命征象的外在表现，元神被伤，无以行令，其所主的思维、记忆、情感、精神、人格等必然失度而发为痴呆，故杨甲三教授认为尽管中风痴呆的临床表现极为复杂，中风与痴呆症状并现，但其内在的病机规律及其演变过程还是有章可循的。

二、明诊断，中西标准并重

杨甲三教授认为中风易诊，痴呆难断，临床须中西并重，步骤有三：①依据中医丰富的中风理论及临床经验，首先确立中风诊断。也就是根据患者的体质特征、既往病史、临床起病特点以及偏瘫、失语或言謇语塞、偏身麻木、口舌歪斜等典型症状，结合 CT 或 MRI，迅速作出准确判断。②借助"量表"，排查痴呆。对于痴呆的诊断，虽然根据其神思呆钝、遇事善忘、理解多误、定向不能、计算力差、言语颠倒、妄听妄视、行为不经等主要表现特征可作出初步判断，但尚缺乏客观性和规范性，故可借助西医神经病学及心理学中较为成熟的量表，排查中风是否引发了痴呆。目前在国际上常用的有精神状态简易速检表（MMSE 量表）、

Blessed 痴呆量表（BDS 量表）、长谷川痴呆量表（HDS 量表）、Lawton 和 Jacob 日常生活功能量表（ADL 量表）、Pffefer 社会功能量表（POD 量表）和社会功能活动调查表（FAQ 量表）等。前三项为认知功能的检查，后三项为生活和社会活动功能评定。国内常用 HDS 结合 FAQ 作为痴呆及痴呆评级的标准量表。③排除疑似，作出鉴别。在临床上常可见到部分与中风痴呆相类似的精神神志性疾病，应加以鉴别，主要有老年退变性痴呆（AD）、老年性精神病、混合性痴呆、良性记忆力减退症、抑郁症等。凡见多发脑梗塞患者，按以上三个步骤，运用中西医结合的诊断方法，既不遗漏痴呆病例，又能区分痴呆严重程度，为治疗和预后判定打下基础。

三、确治法，清上补下，调神益智为法

中风痴呆属本虚标实之证，其临床表现或偏于实或偏于虚，但总不离上实下虚的病机根本。"脑为元神之府"，其功能"纵众神"而司智慧，神乱于内而呆现于外，因此脑神的损伤既是中风所致的结果，又是呆象外现的原因。上实者，风火挟痰瘀逆于上也；下虚者，肝肾不足于下，水亏也。因此在确立治法上，须"先其所因，制其所扰""谨守病机，以司其属"，虚则补之，实则泻之，神乱智失，则调之益之。故清上补下、调神益智是治疗中风痴呆的基本大法。

四、立配穴组方原则

1.兼顾邪正虚实关系。杨甲三教授配穴用针，多承《内经》之旨，补虚、泻实、和阴阳、畅气机、调脏腑、通经络、消病邪。对于中风痴呆，即要着眼于病机关键，辨别邪正、虚实、

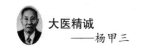

标本诸方面，用穴运针扶正勿忘祛邪，祛邪勿忘扶正，使邪祛正安。

2. 体现脏腑生理病理特性。中风痴呆，病位在脑，而与诸脏腑相关。脑居于上，以清灵为贵；肾藏精于下，宜补不宜泻；肝藏血属木，性喜条达，体阴用阳，肝气升动，易化火生风；脾主运化、升清，虚则易生痰；心为肝之子，宜为肝火所惑。故用穴组方施术不可逆其性情。

3. 立足恢复脑神之功用。脑神失用是痴呆产生的直接原因，"脑脏伤而神志失夺"，故治疗时除着眼于全身，辨证施治外，更应着眼于恢复受损伤的脑功能，使脑神主令则痴呆自消。

4. 衷中尚需参西。中风痴呆仅是老年期痴呆的一种类型，而各类痴呆均有其不同的原因及病理机制，西医将多发脑梗塞性痴呆与 Alzheimer's 病同归于老年器质性精神病类，但两者间的病理基础有很大差异。MID 直接的病理改变就是多发性梗塞灶达到一定程度后破坏了与记忆、思维、情绪控制等有关的脑部联系。就中医学认识而言，其特有的病理改变在某种程度上又超出了中风的范畴。故临床用穴遣方，既须发皇前人的有益经验，又要运用现代医学研究成果，创新寓于继承之中。

五、定针刺主方、刺法

主方：百会、神庭、本神、风池、风府、大椎；神门、列缺、曲池、合谷、阳谷；照海、悬钟、太冲、三阴交、足三里、丰隆。

针刺方法：先刺风池、风府、大椎，得气后针尖固定，行捻转泻法，不留针；再刺百会、神庭、本神，行捻转补泻；再刺神门、列缺、照海、三阴交、足三里，行捻转补法；再刺曲池、合谷、阳谷、太冲、丰隆，行捻转泻法。每次留针 20～30 分钟。

六、配穴遣方析理

风为阳邪，易袭阳位，治当以竭之。风池、风府为疗风之总穴，皆以治疗特长而命名，又督脉与足少阳经皆入络于脑，故二穴可息风安脑而调神。大椎属督脉而为阳经之会穴，泻之以泄除阳之有余。风火为阳邪，宜疏之泄之，故以上三穴临床运针时泻而不留针，使邪速祛。百会一名"三阳五会"，为督脉与手足三阳、足厥阴之交会穴，既能升清气以充脑，又能平肝息风，用之以息风益脑调神；神庭、本神二穴专司神病，通脑络以调元神。头项部诸穴合用，既可祛风通络，又可调神益智，实为痴呆治疗之必用。内风之生，与肝肾关系最为密切，为水不涵木所致，故治之以肝肾为要。照海属足少阴肾经，又为阴脉气所生，功能调阴宁神；悬钟为髓会，补之益髓充脑，疏利气机；太冲为肝经原穴，功能益肝平肝而息风，且其性属土，又可助脾运以消痰浊；三阴交为足三阴经交会穴，既可健脾利湿消痰，又可调血以柔肝，滋肾以生水；列缺为肺之络穴，通于任脉，其性属金而生水，功能调补肾阴。诸穴合用，滋肾阴补肝体以息肝风；足三里、丰隆为胃经的合穴、络穴，二穴合用长于疏理脾胃，斡旋中焦气机以蠲除痰浊。"气有余便是火"，阳谷穴属手太阳小肠经，其性为火，泻之以泻心火，更配手少阴之原输神门，泻心火补心气以安神明；阳明为多气多血之经，取曲池、合谷二穴原合相配，通调肠腑以泻热，疏利上焦以化瘀。且合谷配太冲，上下相因，名曰四关，有调理气血、疏经通络之功；合谷配三阴交，活血化瘀以行气。此为"阴中求阳""阳中求阴"，阴阳同治，标本兼顾之法。诸穴合用，滋水涵木以制风火，调补心脾以助化源，并祛痰瘀，治下亦即治上之义也；清热息风以益肝肾，俾心火降，下不汲耗肾水，相火息，令子不盗母气，治上也即治下之义也。正

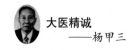

如《类证治裁》所说:"必交其心肾,使之神明下通于肾,肾之精华上升于脑,精能生气,气能生神,神定气清。"更用调神之法,上下呼应,使脏腑协调,气血畅和,脑神得养,脑中浊邪疏解于外,气清神明而呆象自失。又主方诸穴,古籍记载均可治疗"中风",并多兼治精神神志疾病,古法新义,相得益彰。

杨甲三教授针刺治疗癫痫的经验

马秀玲

[作者介绍] 马秀玲，女，为杨甲三教授的博士研究生，本文是对杨甲三教授治癫痫经验的总结。

癫痫是一种反复发作的暂时性中枢神经系统功能失常的疾病，现代医学认为，本病是由神经元异常放电引起的。它包括一组疾病和综合征，可表现为运动、感觉、意识、行为和自主神经等不同障碍，或兼而有之。临床表现与有关神经元的部位和神经元异常放电扩散的范围有关。癫痫发病形式较多，最常见的有大发作（即全身性强直-阵挛发作）、小发作（失神发作）、局限性发作和精神运动性发作。中医认为，本病多由七情失调、暴受惊恐、外感六淫、饮食失调、劳累过度、跌仆损伤或先天不足引起。论其病机，虽各型有异，但阳升风动，即为癫痫。其发病主要是风痰气逆所致。杨甲三教授通过多年临床实践，认为对于发作期的治疗，由于发病急、时间短、门诊极少遇到，一旦遇到可取人中、涌泉、百会、合谷、太冲等穴，肢体抽搐明显者可加后溪、申脉，以开窍醒神，镇静止痉。缓解期的治疗相当重要，针对风痰这一主要病机，杨甲三教授采取息风化痰、安神定志的治疗方法。处方如下：外关、足临泣、风池、大椎、本神、神庭、四神聪、天枢、中脘、气海。手法：外关直刺透至内关穴，泻法；足临泣直刺0.3~0.5寸，泻法；风池向鼻尖方向刺0.5~0.9寸，泻法，不留针；大椎直刺0.8~1.2寸，泻法，不留针；本神、神庭、四神聪斜刺0.3寸至皮下，泻法；天

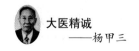

枢直刺 0.8~1.2 寸，泻法；中脘直刺 0.8~1.2 寸，泻法；气海直刺 0.8~1.2 寸，平补平泻。

方义：外关为手少阳三焦经络穴。手少阳三焦经主气所生病，功可理气化痰，透至内关时，亦可治神志病；足临泣为足少阳胆经之输穴，功可平肝息风，化痰。二穴为八脉交会穴之固定配穴，配伍应用可使其平肝息风、理气化痰之作用更强，为治疗癫痫之主穴。风池为足少阳胆经穴，位于脑后，乃风邪汇集入脑之门户，少阳主风，风池乃息风之要穴。大椎属督脉，为诸阳之会，督脉直接入脑，故大椎可安神定志。风为阳邪，易化热，亦取大椎清热之功。神庭为足太阳督脉之会，本神乃足少阳阳维之会，治癫痫吐涎沫，少阳经风、火、痰所致之症，皆可泄之。四神聪为安神定志之经验效穴。脾为生痰之源，脾胃互为表里，故取胃募中脘以化痰。治胃必通肠，故取胃经所属的大肠募穴天枢；化痰需理气，故取诸气之海——气海。四穴合称四门，功可理气化痰，健脾和胃。

杨甲三教授针灸临床获效原则

田丽芳

[作者介绍] 田丽芳，女，中国针灸学会理事，中国针灸学会腧穴分会理事。1988 年毕业于北京中医药大学，获医学硕士学位，是杨甲三教授的第二位徒弟，现为北京医院针灸按摩科主任。

一、辨证选穴，合理配伍

针灸作为中医临床治疗的一种手段，自然是在中医理论指导下，选穴配穴，补虚泻实，而达到治疗疾病的目的，但是针灸历来有"局部治疗"和"以痛为腧"的说法，有时辨证论治没有得到足够的重视。

杨甲三教授特别重视中医理论对针灸临床的指导作用，强调穴位的选取，刺激手法的选择，都要以辨证论治为基础。

如以临床多见的腰痛为例，循经取穴、以痛为腧的方法比较常见。杨甲三教授则根据疼痛的部位、性质、伴随症状及体征，把腰痛分为寒湿腰痛、风寒腰痛、湿热腰痛、痰湿腰痛、瘀血腰痛、肾虚腰痛等证型。在治疗时，选穴配穴同中有异，刺激方法各有不同。

如寒湿腰痛、风寒腰痛、肾虚腰痛都可用肾俞、命门，寒湿腰痛配昆仑、太白，补火助阳、健脾化湿；风寒腰痛配风池、阳辅，以祛风定痛；肾虚腰痛配关元、悬钟，以补肾填髓、强腰壮骨。

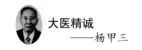

再如岔气腰痛，特点是腰部无明显的肿胀及压痛点，体位变动时疼痛，深呼吸、咳嗽亦可引起疼痛。证属络脉气血瘀滞，治以通络止痛。循经取远端穴位如攒竹或人中用泻法强刺激，同时嘱患者前后左右活动腰部，或在疼痛局部浅刺在皮下或皮内，同时让患者活动，以行气通络止痛。

在跟随老师临床的过程中，许多通过辨证论治而取得显效的病例，给笔者的印象非常深刻。例如有一位患者，主要症状是双小腿恶风，总是感觉有风从皮肤进入，盛夏也要穿两条裤子，已有两年余，经中药及针灸治疗未见明显改善。患者四十刚过，仍在壮年，无明显其他不适感，舌脉无特殊，小腿也不发凉，辨证为局部卫气运行障碍，卫外功能失调。立法为调畅卫气，用局部多针浅刺法以调整卫气运行，取得满意的疗效。

中医认为生命活动的基本形式是气的升降出入运动，所谓"出入废则神机化灭，升降息则气立孤危"。疾病的本质是脏腑功能失调，导致气机升降失常。肺失肃降则咳逆，肝阳上亢则晕眩；脾气不升则泄泻，胃气不降则呕恶；心阳不能下温肾阳，则肾水寒而浮肿，肾阴不能上济心阴，则心火亢而不寐。针灸治疗的根本在于调气，调和经脉气血，调整气机升降。因此杨甲三教授在治疗中非常重视气机升降，并善于通过腧穴的配伍，应用适当的刺激手法以调整气机升降，治疗多种病症。

中风的治疗，杨甲三教授认为尽管见症多端，应把握其阴虚阳亢、下虚上盛的基本病机。病位在脏腑，以心、肝、肾为主，兼及脾胃。肝肾阴亏，心肝阳亢，风邪为病，或兼夹脾胃痰湿。治疗以清上补下为法，平肝息风以清其上，壮水涵木以补其下。头部用百会、前顶、后顶、通天、风池，息风降逆、健脑安神，上肢取曲池、合谷清热祛风，支沟清热泻火、通利三焦，列缺补肾养阴、壮水填精，下肢用足三里通降腑气、升清降浊，绝骨补肾益阴、填精补脑，太冲疏肝理气、养阴息风。从这个处方可以看出杨甲三教授辨证论治细致入微，选穴配穴有的放矢。

二、研究理论，探讨三焦

杨甲三教授潜心研究《素问》《灵枢》《针灸甲乙经》《难经》等中医典籍，发掘整理中医理论，探讨针灸取穴配穴的内在规律。如关于三焦，在这些典籍中概念似乎有些混乱，有时是指六腑之一，有时是指脏腑在上中下的分布，好像是两个不同的概念，而这两个三焦之间有何内在联系并没有阐述，因而引起后世医家的争论。

杨甲三教授从针灸学的角度进行研究，认为三焦只是六腑之一，并不存在所谓"脏腑三焦"与"部位三焦"之说。《内经》有"少阳属肾"，又说"三焦膀胱者，腠理毫毛其应也"。《难经·六十六难》说："三焦所行之为原者，何也？然：脐下肾间动气者，人之生命也，十二经之根本也，故名曰原。三焦者元气之别使也，主通行三气经历于五脏六腑。原者三焦之尊号也。故所指则为原。五脏六腑之有病者，皆取其原也。"《难经·三十一难》又说："三焦者，何禀何生，何始何终？……上焦者，在心下……在胃上口，主纳而不出。其治在膻中，玉堂下一寸六分，直两乳间陷者也。中焦者，在胃中脘，不上不下，主腐熟水谷，其治在脐旁。下焦者，当膀胱上口，主分辨清浊，主出而不纳，以传道也，其治在脐下一寸。"

杨甲三教授通过研究这些经文认为，三焦的主要功能是通行原气，导引肾中原气到五脏六腑，推动脏腑的功能。气本无形，它的存在是由其所推动的脏腑功能来体现的。原气在上部推动心肺营运气血，在中部推动脾胃腐熟水谷、运化精微，在下部推动肾和膀胱司气化分清浊。这就是为什么三焦和五脏六腑密切相关，也可以理解为什么三焦也可分称为上焦、中焦、下焦。气行

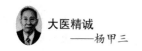
则水行，体内水液的运行也赖原气的推动，故有"三焦者决渎之官，水道出焉"之说。肾主原气，主水，三焦主通行原气，为水道，因此有"少阳属肾"之说。

原穴作为三焦原气留止的部位，一方面具有理气祛邪的作用，另一方面具有补虚扶正的特点。在杨甲三教授的指导下，笔者完成了《三焦理论及其在针灸临床中的运用探讨》一文。

三、精研经穴，合理选穴

杨甲三教授从 20 世纪 50 年代起，对十四经穴的取穴规律、主治特点、配伍规律等进行了研究。他吸取前人经验，结合自己临床和教学的心得体会，创立了以体表解剖标志为基础，结合骨度分寸法，并将相邻穴位分经分部进行对比定位的取穴法，揭示了经穴定位的规律性。此法简单易记，很切合临床和教学的需要。介绍这种方法的《杨甲三取穴经验》一书被翻译成多种文字，广为流传，成为临床和教学必备的参考书之一。

杨甲三教授对腧穴的临床主治特点进行过深入研究，特别是五输穴、原穴、背俞穴等特定穴。杨甲三教授依据古代文献的记载，结合自己多年的临床经验，认为五输穴由于在部位的依次分布和脉气流注的深浅上有着明显的规律，在主治作用上也有共同的规律可循，主张把五输穴的主治作用和五脏病机统一起来，加以辨证应用。

五输穴的主治特点是：井穴能够理气解郁，开窍启闭，内应于肝；荥穴功专清心泻热，凉血安神，内应于心；输穴长于健脾和胃，运化水湿，内应于脾；经穴善于宣肺散邪，止咳降气，内应于肺；合穴既能调补肾气，又能和胃降逆，内应于肾。五输穴辨证应用的具体方法，是以十二经病候为主要依据，通过四诊合参，先定属于哪一经病变，再进一步区分是外经病变还是内脏病变。外经病的治疗，根据《灵枢·邪气脏腑病形》"荥输治外经"，实证取荥穴用泻法，虚证取输穴用补法。内脏（腑）病证，取其相应的五输。如果除本脏病外，兼有他脏病机参与，加取其相应的五输穴。以手太阴肺经为例，外经实证泻荥穴鱼际，虚证补输穴太渊，内脏病证取经穴经渠。如兼有肝脏病机参与者，加取井穴；心脏病机参与者，加取荥穴；脾脏病机参与者，加取输穴；肾脏病机参与者，加取合穴。其他经脉以次类推。这种以经脉病症纵向定经，以五输穴的主治横向定穴，把"经脉所过，主治所及"的规律和五输穴的特定主治作用结合起来的方法，不仅扩大了五输穴的应用范围，而且使五输穴的临床应用规范而易于掌握。

杨甲三教授通过对三焦的研究，认为原穴作为三焦原气经过和留止的部位，不仅具有理气祛邪的作用，还具有补虚扶正的功能，在临证中常和其他特定穴配伍应用。如常以太渊透经渠，大陵透内关，太白透公孙，理气降逆，治疗顽固性呃逆；用太冲配合谷，治疗郁怒伤肝出现的手足拘紧，或阴虚肝旺所致的头晕目眩等。

对脏腑虚证，原穴和背俞穴配伍功效卓著；对脏腑同病，阳经原穴配阴经合穴或下合穴效果良好。如脾胃不和而致脘腹胀满，呕恶泄泻，可用太白配足三里，健脾和胃、升清降浊；肝气犯胃所致胃脘不适，胸胁窜痛，烦急易怒，可用太冲配足三里，疏肝理气，和胃降逆。

四、独特的刺激手法

杨甲三教授除有他自己的单手进针法外，在进针深度及刺激手法上也有独特之处，并在辨证论治的基础上运用。杨甲三教授善于用多针浅刺法，进针浅到针"挂"在皮肤上，或仅穿透皮肤。

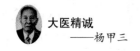
多用于以下几种情况：

第一，阿是穴多针浅刺以散风清热，通络止痛，治疗风邪侵袭经络而致的疼痛，如周围性面神经麻痹初期的耳后疼痛、落枕等。因为风为阳邪，其初中人也浅，宜浅刺散之，深刺则徒伤气血，引邪深入。

第二，局部多针浅刺治疗多种皮肤疾病。如围刺治疗带状疱疹，局部散刺治疗疮疖、皮肤不仁等。这是遵循《内经》"病在皮，刺之皮，刺皮无伤肉"的原则。笔者多次用此法治疗麦粒肿，一两次治疗后红肿多能消散。

第三，用局部多针浅刺，配以百会、四神聪、本神、神庭以镇静安神，息风止痉，治疗面肌痉挛，取得较好的疗效。

第四，脏腑背俞穴浅刺，以调整脏腑功能，调和阴阳气血，治疗多种慢性疾病。笔者在侍诊过程中，目睹杨甲三教授用此法治疗多例顽固性失眠、慢性头痛均取得良好的效果。

杨甲三教授也经常运用深刺法。杨甲三教授常用曲池深刺透曲泽和小海，以清理上焦心肺之热，治疗外感热证和中风初期风阳上扰，或痰热内闭。在治疗三叉神经痛时，杨甲三教授擅用3寸长针，从太阳透到颊车，治疗两支以上的三叉神经痛。此外，皮下透刺也是杨甲三教授常用的方法，例如用大陵透内关，太渊透经渠，神门透通里，治疗顽固性呃逆，公孙透太白治疗脾胃虚弱等。

在针刺手法上，杨甲三教授一贯认为针刺是一种创伤疗法，操作时一定要小心谨慎，不可草率从事。进针时讲究"速而轻"，就是进针速度要快，手法要轻，尽量减少疼痛。但也不是一概而论。疼痛本身是一种针感，也可以说是在皮部的一种得气，在有些情况下是治疗所需要的。

如上面说的多针浅刺法，就需要在皮部得气，因此进针时手法要稍重，此时杨甲三教授一般用捻转进针法，以达到一定的刺激强度。杨甲三教授的四种进针法——连续压式、角度压式、捻压式、空压式中，前三种有轻微的疼痛，是皮部得气的需要，只有空压式没有疼痛，用于仅需要深部得气的情况。

杨甲三教授推崇《灵枢·五乱》"徐入徐出，谓之导气，补泻无形，谓之同精"之说，运针时讲究"短小结合，快慢兼施"，就是提插幅度要短，捻转角度要小，提插捻转速度要快，同时向深部缓慢进针。快速捻转提插具有催气的作用，缓慢向深层进针能得到候气的效果。这样既可减少对局部组织的损伤，又可尽快激发经气。

杨甲三教授还主张分层候气法，认为皮、脉、肉、筋、骨各层组织针感不同，不同的疾病需要在不同的层面得气。从病因来说，风热侵袭应浅刺以出阳邪，寒湿伤人应深刺以出阴邪。从局部病证来说，要遵循《素问·齐刺》的原则，"刺骨者无伤筋，刺筋者无伤肉，刺肉者无伤脉，刺脉者无伤皮，刺皮者无伤肉，刺肉者无伤筋，刺筋者无伤骨"。从脏腑辨证来说，心肺病证浅刺，在表皮或皮下得气，脾胃病证在肌肉浅层得气，肝肾病证在肌肉深层得气。

五、老年病论治

杨甲三教授潜心研究多种老年性疾病的病因病机，在理论方面颇有建树和发挥，临床治疗方面经验丰富。

杨甲三教授认为老年性疾病虽种类繁多，症状各异，但其基本病机是相同的，即脏腑原气不足，阴精亏损，脏腑功能失调，导致痰浊内阻，瘀血内结，外邪侵袭，以成本虚标实之候。而其中又有相当部分为正气衰于下，邪气扰于上，而致下衰上盛之症。

《内经》指出，"年四十，阴气自半矣"。随着年龄的增长，

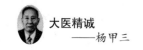

人体的阴精阳气被消耗，脏腑功能低下，心肺气虚，宗气不足，血运无力，经脉不畅，故多现疼痛麻木、肢体失用之证。脾胃气虚，运化失常，升降失司，清阳不升，浊阴不降，痰湿内生，则胸脘痞闷，痰浊上蒙，清窍失灵，则健忘痴呆。肝肾亏虚，水不涵木，肝阳上亢，阳化风动，风阳上扰，则眩晕震颤。肾阳不足，气化无力，开合失司，则遗尿或癃闭。

然肾为先天之本，原气之根，脾为后天之本，气血生化之源，故五脏之中尤重视脾肾，相应于临床治疗中，用药则多以补中益气汤、六味地黄汤合方加减化裁，在此基础上根据辨证可酌加祛风散寒、活血通脉等药。用针则重视太溪、太白、肾俞、脾俞为主穴配伍应用。

六、杨甲三教授对颈椎病的理解与诊治

杨甲三教授认为颈椎病的根本病机为肝肾不足，筋骨懈坠，同时兼风寒外袭，经脉气血不畅，或肝阳上亢，少阳枢机不利。《素问·阴阳应象大论》曰："年四十，阴气自半也，起居衰矣。""阴气"主要指肾阴。肾受五脏六腑之精而藏之，肾阴是人体一身阴液之根，是生命活动的物质基础。《素问·上古天真论》论述人体随着肾气的增长而成长壮大，又随着肾气的衰少而走向衰老和死亡。而肾气的盈亏消长过程就是肾阴的盈亏消长过程。肝肾同居下焦，水木相生，乙癸同源，肾阴虚，肝阴亦虚。肾主骨，肝主筋，肝肾阴虚则筋骨失养。故王冰说："肝气养筋，肝衰故筋不能动，肾气养骨，肾衰则形体疲极。"

肝和胆一阴一阳互为表里，肝阴虚则胆气偏亢，少阳枢机不利，影响关节的枢纽功能。颈项支撑头颅，连接躯体，是人体枢要部位，受其影响故活动不利。肾合膀胱，亦互为表里，肾虚故膀胱气弱，卫外不固，风寒外袭，头项受之，故头项强痛。肝肾

不足，阴虚于下则阳亢于上，或风阳内动，出现头晕目眩，甚则眩晕欲仆。由此可见，本病具有本虚标实、下虚上实的特点。初起时以标实为主，随着病程的延长和病情的进展，肝肾亏乏，气血耗伤，损及后天脾胃，临床表现除上述症状外还会有肢体麻木、肌肉萎缩、筋骨拘挛，以本虚为矛盾的主要方面。

治疗立法以标本同治、补泻兼施为原则，强调及早治疗。因病虽根于肝肾不足，但其症状却主要反映于体表头项阳位，故治疗以清上补下为法，处方以阳经脑穴为主。处方：风池、天柱、列缺、后溪、颈部夹脊穴。在具体应用时尚可根据临床症状加减化裁。风池是足少阳胆经之穴，是足少阳与阳维之会，既能平息上扰之风阳，又能疏散外感之风邪，是治风之要穴。又足少阳为枢，主骨所生之病，风池位于颈项部，具有疏利颈部关节的作用。《针灸甲乙经》记载："颈项不得顾，风池主之。"《针灸大成》记载其能治"颈项如拔，痛不得回顾"。可见其主治功能切合本病病机和症状。天柱位于颈部，属足太阳膀胱经穴，能祛风散寒，疏通经络，是治疗颈项部疾病的要穴。《针灸甲乙经》载："眩，头重痛，目似脱，项似拔，狂见鬼，目反上，项直不可以顾，暴挛，足不任身，痛欲折，天柱主之。"《百症赋》载："项强多恶风，束骨相连于天柱。"列缺是手太阴肺经的络穴，交经八穴之一，通于任脉，肺主皮毛，络穴沟通表里，具有宣肺散邪、通调任脉之功，可治头项疼痛。《四总穴歌》有"头项寻列缺"之说。任脉属肾，主一身之阴，且肺肾金水相生，虚则补其母，故列缺又具有益阴之功，补肾阴以治本。后溪是手太阳小肠经的"输穴"，交经八穴之一，通于督脉。"输穴"善通经脉，利关节，如《灵枢·本输》指出，"输主体重节痛"。它可疏通项背部经气。《针灸甲乙经》记载："颈项强身寒，头不可以顾，后溪主之。"后溪通于督脉，可以清上焦虚热，平息上扰之风阳。列缺配后溪，一个通调任脉，益阴潜阳，一个通调督脉，疏风清热，使任督畅

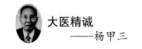

达，阴阳和调。颈夹脊穴是一组穴位，位于相邻颈椎棘突间，旁开中线 0.5 寸。临床常用第 3 颈椎以下到第 7 颈椎以上的两侧共 8 个穴位。本组穴位可以说是受华佗夹脊穴启发而来，从经脉上看应属于督脉或膀胱经。主要用于疏通颈部气血，具有疏通经脉、通经止痛的功能。从现代解剖学的角度看，每穴下部都有相应椎骨下方发出的脊神经后支及其伴行的动静脉分布。针刺后可以改善局部内环境，使受压迫的神经血管功能得到改善，故这组穴位的应用结合了西医学对本病的认识。综观全方，风池、天柱祛风散邪，疏通经络，以治标为主；列缺、后溪既散邪通脉治其标，又补下清上，调和阴阳治其本；夹脊穴汇通中西，直治其病位所在。可见其组方严谨，丝丝入扣。杨甲三教授称这个处方为"颈椎病常规用穴"，在临床运用时根据具体情况进行适当的加减化裁，如眩晕加百会，手指麻木加外关、八邪等，能取得显著的疗效。

七、典型病例介绍

　　例 1　王某，男，46 岁，1987 年 2 月 27 日初诊。

　　胃脘胀满 1 年。初起伴疼痛、吞酸和胃部烧灼感，经服中药症状有所减轻。现胃脘胀满，恶心欲吐，食少纳呆，两胁胀满不适，口干口黏，大便两日一行，舌苔黄厚而腻，脉弦滑。

　　证属中焦湿阻，木土失和。治以清化中焦，疏调土木。

　　针灸处方：公孙、内关、期门、膻中、中脘、天枢、足三里。

　　操作：毫针泻法，留针 20 分钟，隔日 1 次。

　　方中内关、公孙，宽胸理气，和胃降逆。中脘、天枢、足三里，和胃通肠，降逆止呕。膻中、期门，疏肝理气。

　　治疗 2 次后，胀满明显减轻，仍有胁下不适，时感恶心。再治 3 次，症状全部消失。

例2　张某，男，38岁，1987年5月20日上午初诊。

腹痛半天。从昨天夜间胃脘部疼痛，几个小时后疼痛转移到右下腹部，不伴有恶心及呕吐。站立和行走时右腿不能伸直，伸直则疼痛加重。腹部有肌紧张，麦氏点压痛及反跳痛明显。血常规检查白细胞中性。舌红苔黄，脉弦滑。

外科诊断为急性阑尾炎，建议手术治疗。患者不同意手术，遂来杨甲三教授处求治。

证属热结胃肠，气血瘀滞。治以清泻实热，疏通气血。

针灸处方：合谷、曲池、天枢、上巨虚、内庭、阑尾穴。

操作：毫针强刺激，用泻法，留针10分钟。

方中合谷、曲池、内庭，清泻胃肠实热，天枢、上巨虚，募穴和下合穴相配，疏通肠道瘀滞，阑尾穴是阑尾炎专用穴。

起针后，患者感觉疼痛有所缓解，右腿能够伸直。因病症急重，辅以汤药。

中药处方：大黄（后下），牡丹皮，赤芍，桃仁，芒硝（冲），红藤，败酱草，薏苡仁，金银花，蒲公英，枳壳，连翘。

5剂，每日1剂，早晚各服1次。

5月22日患者复诊，腹痛明显减轻，右下腹轻微压痛，舌红苔黄，脉弦滑。针刺同上，汤药继续服。

5月25日再来复诊，腹痛完全消失，腹软，无压痛及反跳痛，再用前法针刺5次以巩固疗效。

例3　朱某，男，58岁，1986年8月4日初诊。

6天前因情志不畅，自觉舌体发僵，右上肢麻木，右侧半身无力，遂在本单位医务室就诊，行汤药等治疗，病情未进一步发展。刻下头胀头晕，右侧肢体乏力，右上肢麻木尤甚，语言不利，舌僵，目胀目干，口干不欲饮，夜难入寝。舌质暗红，舌苔白润，脉弦硬略滑，血压不稳定。

证属阴虚阳亢化风，上盛下虚之候。法以育阴潜阳息风，清

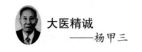
上安下。

针灸处方：前顶、后顶、百会、通天、风池、合谷、列缺、支沟、绝骨、足三里、太冲。

前顶、百会、通天，轻刺激用补法，列缺、支沟、绝骨、太冲，中等刺激用补法，余穴中等刺激用泻法。前顶、后顶、百会、通天头部诸穴补髓健脑安神；风池疏散上焦风阳；合谷、曲池本经原穴合穴相配，清上焦邪热；合谷、足三里异经原穴合穴相配，通降胃肠，以通为补，升清降浊；合谷、太冲脏腑原原相配，柔肝息风，滋阴清热；列缺补肾水，养原阴，壮水填精；列缺、合谷原络相伍，疏理上焦；绝骨补肾益髓填精。诸穴相伍，共奏补下清上之效。

共治疗3个月，右侧肢体麻木完全消失，语言基本正常。

例4 张某，男，80岁，1987年8月23日初诊。

3个月来，颈部疼痛，活动不利，伴双手麻木，以右手中指、无名指和小指明显，时有头晕。颈椎片示颈椎生理曲度变直，颈椎体见骨质增生，颈椎间隙略窄，相应椎间孔变小，为典型颈椎病。查体显示颈部僵直，前屈和后伸均伴疼痛，颈椎棘突有压痛，舌质暗，苔黄，脉沉滑。

根据病情病机采用颈椎病基本处方风池、颈夹脊穴、列缺、后溪、外关，中等刺激，隔日1次。治疗2次后颈项疼痛缓解，10次后症状全部缓解。

杨甲三教授认为颈椎病的根本病机是肝肾亏虚，筋骨失养。肝肾阴亏，阴不制阳，阳化风动，则出现头晕或眩晕。原气亏虚，卫外不固，外邪侵袭，经脉气血不利，则出现颈项强痛、上肢麻木，其表现虽以实证为主，但为因虚致邪，证属本虚标实。治疗以祛邪治标为主，同时兼顾其本。基本处方为风池、颈部夹脊穴、列缺、后溪。风池、颈夹脊疏风散邪、通经活络，以治其标，列缺通任脉，后溪通督脉，任督二脉均根于肾，两穴相配调和阴阳，也兼顾了病机中本虚的一面。故本方用于临床，疗效良好。

例5 张某，男，77岁，1996年8月29日初诊。

小便频数，白天约1小时1次，夜间6~7次，伴小腹胀痛，确诊为前列腺肥大。经泌尿科常规治疗症状无明显改善，建议手术治疗。患者因心脏装有起搏器，不愿意接受手术，要求针灸配合治疗。舌淡，苔薄白，脉沉细。

针灸处方：列缺、照海、三阴交。

操作：中等刺激，用补法，隔日1次。

针后疗效明显，小便次数减少，夜间小便减为2次。10次后病情稳定，停止治疗。

5周后患者再次就诊，述停针2周后小便次数增加，夜间3~5次，近日又伴头痛头晕，乏力纳差。再取列缺、照海、三阴交、风池、百会、合谷，针后夜间小便2~3次，头痛头晕减轻，精神好转。共针1月余，小便保持夜间1~2次，偶有小腹不适感。停针6个月后随访，症状变化不明显。

前列腺增生肥大也是老年男性的常见病。轻者表现为排尿不畅，小便次数增多，淋沥不尽，重者表现为小便滞留，点滴不出，分别属于中医学的淋证和癃闭。其病机主要为肾气亏虚，三焦气化不利，膀胱开合失司，湿邪留滞，郁而化热，湿热结于下焦而成虚实夹杂之证。杨甲三教授认为治疗要点在于补益原气，调畅三焦气机，重在肺肾两脏。基本处方用列缺、照海。列缺是肺经络穴，同时在八脉交会穴中通任脉，一方面能开宣肺气，通利三焦，通调水道，另一方面调补肾气，故主"小便数而欠"，配照海补益肾气。虚象明显者配三阴交、肾俞、膀胱俞；湿热明显伴有尿痛者配阳谷、关元。

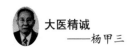
杨甲三教授大椎、风池穴应用经验及中风治疗经验

刘月芝

[作者介绍] 刘月芝，女，博士，北京市宣武中医院针灸科主任医师。

一、大椎、风池穴应用经验

（一）平肝息风，预防复中

中风病是临床常见病、多发病，其致死率、致残率均很高，由于针灸治疗本病卓有效果，故在我国接受针灸治疗者很多。杨甲三教授针刺中风病，先针刺大椎、风池穴，速刺不留针，然后再针刺其他穴位。中风病离不开风、火、痰、虚、气、血六端，而关键在于肝风，其机理总体来说是肝风挟痰、挟瘀，风火相煽，气血上逆而致。病人除偏瘫、肢麻、舌强语謇外，多有头晕、头胀、头痛等肝风上扰清空之症，因此如何平息肝风就成为治疗和预防本病的关键问题。中风病病位在脑，古人称为"薄厥""大厥"，而大椎穴位于督脉，督脉上通于脑，故对于中风肝阳上亢、肝风上扰之头晕、头痛症，有独特的效果；风池穴，顾名思义有疏风之效，清利头目之功。故二穴合用则头目可清，肝阳得潜，肝风得息，中风则不再发，故言其有解除症状，预防中风之效。

（二）治病求本，防患未然

大椎、风池穴有预防糖尿病病人合并中风的作用，对癫痫有疏风化痰、预防发作之功。糖尿病中医称为"消渴"病，症状为"三多一少"，不少病人症状不典型，特别是当前有不少药物能较好地控制血糖，故三多症状并不突出，但糖尿病仍有一些症状虽服用药物未能消除，如头晕、头沉、乏力、全身不适等。消渴一症其病机多为阴虚阳亢，阴虚为本，燥热为标。虚热上扰则发为头晕、头胀。阴虚阳亢，阳亢生风，头晕则为风证之一，此风不去则可致气血上逆而发为中风变证。临床可见糖尿病病人不少合并中风病，两者密切相关。在治疗这类病证时，既治疗糖尿病又考虑到其变证的预防，做到"未病先防，既病防变"，取大椎穴平肝清热，防止中风发生。

（三）疏风定喘，宣肺止咳

呼吸系统疾病诸如慢性支气管炎、支气管哮喘等分属中医的咳嗽、喘证、哮证范畴，其病因多为素体亏虚，卫气不固，腠理开合失司，外邪侵袭，肺失宣降，发为本症。肺位于上焦，"上焦开发"，肺气不宣，则精津不布，留滞为痰，痰阻于肺，气道不畅则致咳喘。此类病人平素易于外感，病人多伴畏寒肢冷，稍有寒热变化，则致本病发作。所以卫气不固是此类病证的基础，故在治疗上以培固卫气，增加机体抵抗力为其治疗原则。大椎穴为"三阳督脉之会"（《针灸甲乙经》），故内可通行督脉，外可流走于三阳，既能调节本经经气，还可调节六阳经经气。督脉阳气不足，则易感外邪。肺合皮毛，《针灸大成》谓大椎"主肺胀胁满，呕吐上气，五劳七伤，乏力"，《行针指要歌》亦云"或针劳，须向膏肓及百劳"。"百劳"是大椎穴别称，说明大椎穴有固表止汗、止咳平喘的作用。《玉龙歌》云："偏正头风有两般，有

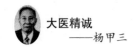

无痰饮细推观，若然痰饮风池刺，倘无痰饮合谷安。"此虽治偏头风，但可以看出，风池穴对有风挟痰之证更为适宜。故二穴合用，共奏益气固表、祛风化痰之效，从而达到咳止喘平之目的。杨甲三教授不仅中医理论见解独特，还精通西医解剖，大椎、风池穴位近脊髓，而呼吸中枢位于脑干网状结构中，故取二穴有调节呼吸中枢，增大通气量，缓解支气管平滑肌痉挛，增强机体抵抗力的作用，这些作用已为临床实践所证实。

（四）舒筋活血，防病保健

大椎、风池穴均位于项部，穴位之功用有近治、远治之分，其舒筋活血源于二穴的近治作用。据解剖来讲，风池穴位于胸锁乳突肌与斜方肌上端之间的凹陷中，深层为头夹肌；大椎穴则在腰背筋膜、棘上韧带及棘间韧带中。二穴均与周围的肌腱、肌肉联系密切。伏案工作的人，斜方肌及腰背肌肉常处于紧张状态，久则劳损，发为项部强痛、腰背酸困。肌肉、肌腱，中医统称为"经筋"，"经筋为病，以痛为腧"，故可局部取大椎、风池以解除经筋挛急，从而缓解疼痛，劳损得除。另外，大椎穴有增强机体免疫力的作用，古人谓之可治"虚劳"；而风池穴针刺可以改善头部血液循环，增加有氧代谢，有清利头目之功。针刺二穴，顿觉气爽神清，有增强体质，预防外感的作用。二穴合用，不仅用于治疗诸如颈椎病、腰背筋膜炎等病，而且对于伏案工作者及机体羸弱、头目昏沉的人，有防病保健的作用。

（五）病证不同，刺法有别

根据杨甲三教授的经验，在运用大椎、风池穴时多用速刺不留针，且多用泻法。《灵枢·经脉》云："热则疾之。"说明属热属火之症应用速刺不留针的方法。"高巅之上唯风可到"，大椎清热，风池祛风，二穴合用有祛风清热之功。上述诸病，总体来说均有风热之证，故采用速刺不留针。头部之症多为实证，实则泻之，故多用泻法以祛其邪，邪去则正安，使病得以康复。知常达变，有阳虚时，大椎宜施以补法。针刺方向，大椎穴均向棘突方向直刺，而风池穴则根据病证不同，针刺方向有别。中风病、糖尿病，针尖向对侧眼球，而治疗呼吸系统疾病时则针尖指向脊髓方向。在针刺深浅上，病位深则针亦深，反之则浅，如呼吸系统疾病相对而言病位较浅，而中风之疾则病位深，故针刺时前者浅而后者深。在手法的轻重方面，则根据虚实的不同，施以不同的刺激量。邪气盛则用重刺激，而对于邪轻或体虚者则采用轻刺激，对于劳损而致的疾病，也采用轻刺激或中刺激。

二、中风治疗经验

中风的病机特点为上实下虚，治疗原则应清上补下。中风偏瘫的病因病机早在《内经》时代已有明确的认识。《素问·生气通天论》曰："阳气者，大怒则形气绝而血菀于上，使人薄厥。"《素问·调经论》云："血之与气，并走于上，则为大厥，厥则暴死，气复反则生，不反则死。"认识到"气血逆乱及血菀于上"是本病发生的重要病机。《素问·阴阳应象大论》云："年四十，而阴气自半，起居衰矣；年五十，体重，耳目不聪明矣；年六十，阴痿，气大衰，九窍不利，下虚上实，涕泣俱出矣。"随着年龄的增长，特别是在 40 岁以后，肾气渐亏，阴精不足，阴亏于下，阴不制阳，阳亢于上，而形成上实下虚的局面。杨甲三教授认为中风其本为阴亏内燥，气血逆乱，其标为风火交煽，痰瘀壅滞，当属本虚标实，上盛下虚证。肝风挟痰挟瘀，风火相煽，上扰清空，故曰"上实"，而肾虚阴亏于下，故曰"下虚"。针对病机制定的治疗原则为清上补下，"清上"即清除实邪，而不单指清热。诸如祛风、化痰均可认为属于"清上"范畴。"补下"则主要指

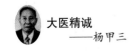
补肾，还包括益阴补气。在中风病治疗时，均须把握壮水涵木以补其下，平肝熄风以清其上这一原则。

处方中头部及项部腧穴有神庭、本神、四神聪、风池、大椎、风府，占整个处方腧穴的近一半，较一般治疗中风的处方为多。因偏瘫病位在脑，波及经脉、经筋，与诸多脏器有关，本着治病必求于本的原则，宜近取头部腧穴。《内经》中提到脑与肢体的运动有关。《灵枢·海论》曰："髓海有余则轻劲多力，自过其度；髓海不足，则脑转耳鸣，胫酸眩冒，目无所见，懈怠安卧。"大椎、风池穴除清热解表外，还有治疗内风的作用。风热上扰于清空，是中风病发病及恶化的主要原因，故治疗宜清热息风，热清风息，则中风好转不再复发。大椎穴速刺不留针，取热则疾之之意。《灵枢·海论》曰："脑为髓之海，其输上在于其盖，下在风府。"说明风府是髓海经气运行的腧穴，与脑相通，有治疗中风偏瘫的作用。头者，诸阳之会也，脑与诸条经脉关系密切，故可远取肢体腧穴治疗中风。曲池、合谷属马丹阳十二穴配穴法，两穴相配有治疗上肢瘫痪的作用。合谷、太冲穴名为四关，泻合谷补太冲有抑金扶木、制阳益阴的作用。列缺、照海属八脉交会穴，列缺有治疗口喝、半身不遂的作用，照海通阴跷脉，《难经·二十九难》曰："阴跷为病，阳缓而阴急。"临床中风偏瘫病人多有足内翻可以佐证。列缺属肺经，肺属金；而照海属肾经，肾属水，二经均为阴经，施以补法，补列缺即补金生水，有补肾填精之意，二者属相生配穴。足三里、三阴交穴均施以补法，有补肾健脾柔肝、益气养血的作用。八邪、八风对手指足趾拘挛、瘫痪有良好的效果。

清上补下、疏通经络是针对病机治疗疾病，侧重取头部腧穴，属于近部取穴，并远道取穴，取特定穴，远近配合，循经取穴与局部取穴相结合，取得了很好的疗效。取头穴可以改善大脑的血液循环，促进脑神经细胞的修复及刺激处于休眠状态的神经细胞，代偿受损区域，而恢复运动功能，从而促进肢体运动功能障碍的康复。

附录

杨甲三教授年谱

1919 年 1 月 2 日出生于江苏省武进县。

1932 年师从当地名医吴秉森，开始学习中医，栖于师宅共三载。

1935 年入中国无锡针灸传习班学习，师从针灸大师承淡安先生，专习中医针灸。

1936 年毕业于中国无锡针灸传习班。

1936 年在武进县开诊所治病疗疾。

1936—1950 年于江苏悬壶济世。复受岳翁华庆云先生（常州名医，尤善内、妇科）亲传，悉承衣钵。

1951 年由所在县乡推荐至南京中医专科学校进修，遇承淡安先生，遂改任教师，负责针灸教学及在江苏省各市县的针灸巡回普及工作。

1957 年调入北京中医学院，参加北京中医学院的筹建工作，并一直担任教学及临床工作。

1958 年参加卫生部外事局主办的苏联针灸教学班。

1960—1961 年参加卫生部外事局主办的东欧针灸教学班。

1962—1963 年先后 5 次参加中国医疗小组赴印度尼西亚为苏加诺总统治病。

1963 年获印度尼西亚总统苏加诺亲自授予的"四级好儿男"国家勋章。

1963 年随国家领导人出访东南亚四国：印度尼西亚，缅甸，越南，柬埔寨。

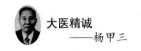
　　1974—1975 年先后 3 次参加医疗小组赴斯里兰卡、朝鲜、罗马尼亚，为外国领导人治病。

　　1978 年晋升为教授。

　　1981 年《杨甲三取穴经验》在北京中医学院内部印刷发行。以此书为脚本拍摄了教学电影《针灸取穴法》。

　　1982 年北京中医学院针灸推拿系成立时，出任第一任系主任。

　　1983 年获北京市教育系统先进工作者称号。

　　1984—1992 年每周两个上午应邀去北京医院高干门诊出诊。

　　1984 年招收第一届硕士研究生。共培养硕士研究生 6 名。

　　1984 年《针灸取穴法》英文版由外文出版社出版。

　　1985 年教学电影《针灸取穴法》获卫生部乙级科技成果奖。

　　1985 年《毫针单手进针法》一文被评为北京中医学院优秀学术论文。

　　1986 年《针灸取穴法》西班牙文版由外文出版社出版，并由意大利人译成意大利文出版。

　　1986 年因其出色的工作，法国某公司向其所在的北京中医学院捐赠美金 15000 美元，作为北京中医学院建院 30 周年校庆筹款。

　　1987 年招收第一届博士研究生。共培养博士研究生 6 名。

　　1990 年因其在中央保健工作方面的出色表现，获中央保健委员会表彰奖励。

　　1990 年享受政府特殊津贴。

　　2001 年 5 月 5 日零时 26 分因病医治无效不幸逝世，享年 83 岁。

后 记

　　老一辈名医，有其特定的成长环境和条件，有其成才的规律。深入发掘他们的成功经验，对于现代中医从业人员的成长不无启迪。杨甲三教授是我国著名的中医针灸学家，具有丰富的临床经验和独特的学术思想。在他们那个时代，不但学习不易，而且经历动荡，他们凭借个人的信念和艰苦努力，终成一代大家。杨甲三教授一生主要师从吴秉森、华庆云和承淡安诸位名医，虽以针灸名世，但其宽广深厚的学术功底，为临床治疗各科疾病打下了坚实基础。近代针灸大家承淡安先生创立的"澄江学派"影响深远，作为"澄江学派"的第二代重要传人，杨甲三教授必将在现代针灸发展史上留下浓重的一笔。近年来，针灸学术氛围浓厚，全国各地已经注意到针灸学术流派、学派的影响，如北京地区以国医大师贺普仁教授为代表的"燕山针灸学派"，上海陆瘦燕为代表的"海上针灸学派"，以及安徽"六安学派"，广州"岭南学派"等，各地纷纷成立"名医工作室"，加紧整理老一辈针灸专家的经验。今年10月，南京中医药大学成立"澄江学派"研究中心，以承淡安为代表的"澄江学派"传承有序，脉络清晰，名家众多，学术内涵丰富。

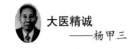

这一学派现已延续到第四代。作为杨甲三教授的入门弟子和再传弟子，我们感到有责任将"澄江学派"的香火延续下去，并通过各自的努力加以发扬光大。余有幸随师学习三载，其后每至师宅，或论医道，或点掌故，耳提面命中，对导师平凡而孜孜以求的一生了解逐渐深入。每聆教诲，如醍醐灌顶，茅塞顿开。跟随导师学到了中医针灸的精髓，更学到了导师高远深邃的治学思想和平实无华的为人之道，这些无形的馈赠将影响我们的一生，并将通过我们影响到下一代。有鉴于此，遂将手头的材料及记忆整理出来，摘其要汇以成文，小助后学并以志对恩师的怀念！

刘清国

岁次壬辰春